CONTENTS

DR. GABRIELE BURACCHI

DIETA VEGETARIANA

DIETA VEGANA

EN LA

ZONA

¡UNA INTEGRACIÓN PERFECTA PARA VIVIR BIEN!

GABRIELE BURACCHI

NUTRICIONISTA y PSICÓLOGO

PREMISA

Quizás a algunos el título de mi libro "**DIETA VEGETARIANA Y VEGANA EN LA ZONA**", o sea, la dieta de la Zona aplicada a vegetarianos y veganos, les parezca una contradicción.

Quizás esto dependa de una información inexacta, si no decididamente incorrecta, que muchas veces escuché de mis pacientes, según la cual la dieta de la Zona sería una dieta para "**CARNÍVOROS**".

Nada más falso.
Creo que es una confusión terminológica entre la palabra **CARNE** y la palabra **PROTEÍNAS**.
Si, de hecho, la carne ciertamente proporciona proteínas, esto pero no significa que las proteínas se encuentren solo en la carne.

Todo lo contrario.

Dicho esto, trataré aquí de demostrarlo, de forma resumida, explicando de manera más detallada las formas prácticas de implementar este tipo de nutrición.

Como se irá explicando a lo largo del texto, dedicado a los principios generales de la dieta de la Zona, y válido para todos, existen **3 Macronutrientes.**

CARBOHIDRATOS PROTEÍNAS GRASAS

Comencemos diciendo que los **Hidratos de Carbono o Carbohidratos**, son todos de origen vegetal, ya que solo las plantas son capaces de realizar la *fotosíntesis de la clorofila*, única forma que tiene la Naturaleza de producir Carbohidratos (también llamados Glúcidos , Glicidas o Azúcares por el sabor dulce que algunos de ellos tienen).

Por lo tanto, podemos excluir los carbohidratos de la discusión, al menos por el momento.

Luego, hablaremos de ells desde un punto de vista cualitativo.

Luego están las **Grasas**.

Estas pueden ser tanto de origen vegetal como animal, aunque lamentablemente hace algunos años apareció un nuevo tipo de grasas, llamadas *grasas hidrogenadas o ácidos grasos trans*, y muy utilizadas en productos de comida rápida y comida chatarra -*junk food*-, grasas producidas químicamente en un laboratorio.

Quien debe tomar medidas para ilegalizarlos por los

graves daños que causan a la salud, evidentemente tiene otras cosas en que pensar (o *tal vez piensa en sus intereses*).

Aparte de esto, el hecho de que las grasas animales, llamadas saturadas, no se recomiendan para todos, incluso para los omnívoros, viene a nuestro rescate.

Probablemente la mejor grasa comúnmente utilizada es el aceite de oliva.

La única excepción son las grasas **Omega-3** (poliinsaturadas) contenidas en el pescado, pero que también se encuentran en **frutos secos** y otros productos vegetales.

Entonces, incluso si eres **vegano**, no hay problema en obtener las grasas adecuadas.

Finalmente llegamos a las **Proteínas**, lo que hace que algunos desinformados digan que la dieta de la Zona está reservada para los omnívoros.

Nada más falso.

Comencemos diciendo que el mismo profesor **Barry Sears**, el padre de la dieta de la **Zona**, también aconseja a los omnívoros obtener la mitad de las proteínas, desde una origen vegetal, evitando comer demasiados productos de origen animal!

Vamos a hacer un poco de matemáticas.

Como explico mejor en el siguiente texto, **la fórmula de la dieta de la Zona es la famosa 40/30/30.**

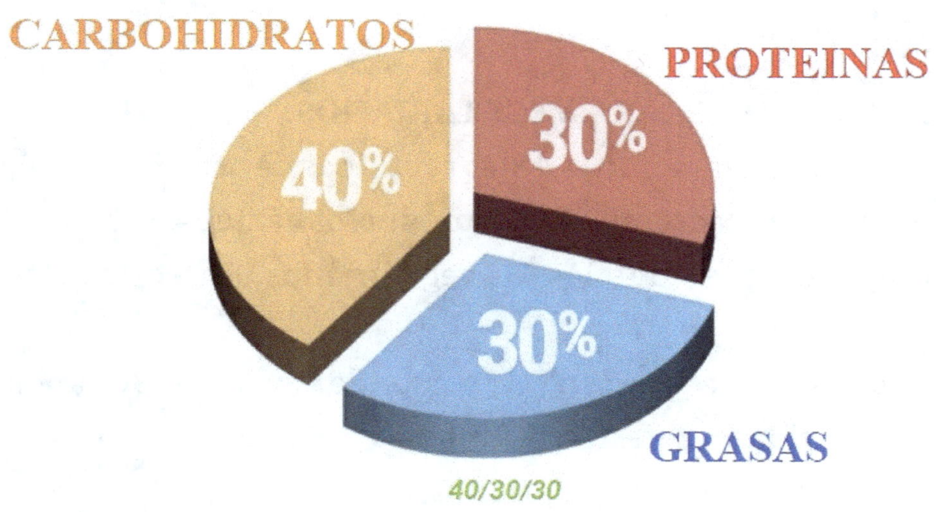

Esto significa que el 40% de las calorías deben provenir de los Carbohidratos.

Un 30 significa que el **30% debe provenir de las Grasas** y hemos visto que no hay problema, efectivamente, en utilizar grasas vegetales, mientras que el otro 30, nos dice que el **30% de las Calorías restantes deben provenir de las Proteínas** y el mismo padre de la dieta Zona recomienda que al menos la mitad sean de origen vegetal.

Así que sólo queda en juego el 15%, muy poco al fin y al cabo.

En este punto, para evitar malentendidos y con respecto a las diferencias subjetivas, divido la discusión en dos vertientes.

1) PROTEÍNAS PARA VEGETARIANOS.

Esta categoría, además de las proteínas de origen vegetal, incluye pescado, huevos y productos lácteos, sabiendo muy bien que no todos los vegetarianos usan estas tres categorías.

Debo señalar que en el curso de más de 30 años de actividad profesional, muchos pacientes se me han presentado como vegetarianos.

Todos excluyeron el uso de carne, por supuesto, pero algunos me dijeron que comiera huevos, y/o productos lácteos y/o pescado u otros animales de origen marino.

Precisamente por eso considero vegetarianas a las personas que consumen estos tres tipos de alimentos de origen animal.

Es el resultado de mi experiencia profesional.

Sigue siendo una elección individual excluir uno o dos

tipos.

Evidentemente, lo que se dice entonces de las proteínas de origen exclusivamente vegetal, y por tanto ciertamente veganas, también se aplica a ellas en mayor o menor medida.

2) PROTEÍNA PARA VEGANOS.

Aquí, por supuesto, solo se consideran proteínas de origen exclusivamente vegetal.

Creo que está claro que cuando hablamos de la dieta de la Zona como tal, nos referimos a estos dos tipos de opciones para las proteínas.

A CADA UNO SUS PROPIAS OPCIONES

BUENA DIETA EN LA ZONA PARA TODOS

FUNDAMENTOS DE LA DIETA DE LA ZONA

¿Cuáles son los puntos más importantes para una correcta alimentación **en la Zona**?

Muchos, erróneamente, creen que la dieta de la Zona es complicada, pero al leer los distintos puntos a continuación, te das cuenta de que solo es cuestión de usar el sentido común, asociado a nociones simples.

En estas páginas, explico claramente todo lo que necesitas saber.

En particular analizaremos los siguientes temas:

Equilibrio Carbohidratos-Proteínas-Grasas

Dar preferencia a los alimentos más saludables

Distribuir la nutrición a lo largo del día

Nunca ayunar demasiado tiempo

Beber al menos 1-2 litros de agua por día

EQUILIBRIO CARBOHIDRATOS-PROTEÍNAS-GRASAS.

Cada comida y/o merienda debe constar de una cantidad

de Carbohidratos, preferentemente con baja densidad de azúcares, tal que aporte el **40% del total de calorías.**

Es fundamental una cantidad adecuada de proteínas, bajas en grasas saturadas, como para aportar el **30% de las calorías totales** y finalmente una cantidad moderada de grasas, preferiblemente del tipo monoinsaturadas, como para aportar el **30% de las calorías totales**.

Esta división es el primer fundamento de la dieta de la Zona, la llamada 40/30/30.

Estos principios de la Zona, por supuesto, se aplican a todos y no solo a los vegetarianos y veganos.

DAR PREFERENCIA A ALIMENTOS MAS SALUDABLES.

Es mejor utilizar alimentos ricos en nutrientes como vitaminas, sales minerales, fibras, etc. y por tanto con características "saludables" y definidas por ello *favorables*, que aquellos pobres en nutrientes y que contienen sustancias nocivas para el organismo (grasas saturadas-trans). - ácido araquidónico , etc.) definido como *desfavorable* para ello.

En la práctica, esto significa comer más frutas y verduras (carbohidratos favorables), más pescado o legumbres, bajos en grasas (proteínas favorables), y utilizar aceite de oliva como condimento, o como tentempié, almendras, pistachos, anacardos (todas fuentes de buenos grasas).

DISTRIBUIR LA NUTRICIÓN
A LO LARGO DEL DÍA.

Esto le permitirá mantener el equilibrio hormonal durante todo el día. La consecuencia será nunca tener hambre pero perder peso de todos modos cuando sea necesario.

Nunca ayunar demasiado tiempo.

Es importante no ayunar nunca más de 5 horas, excepto para dormir.

Recuerda siempre que cada comida aporta nutrientes y regula nuestro sistema hormonal durante unas 4-6 horas, mientras que cada merienda unas 2-3 horas.

Beber al menos 1-2 litros de agua por día.

El agua no solo es un constituyente fundamental de nuestro organismo sino que, más concretamente, también es imprescindible si se quiere adelgazar.

Si, por supuesto, se consume mucha fruta y verdura, el agua a beber es necesariamente menor.

No es necesario ser obsesivamente rígidos en el seguimiento de estas indicaciones, pero también debemos ser conscientes de que la dieta que sigamos **será tanto más eficaz cuanto más se siga.**

La Zona, ya sea Vegetariana o Vegana o quizás Paleo o Mediterránea, por tanto, no es la dieta habitual que impone un protocolo dietético rígido y restrictivo a seguir de forma rigurosa y pasiva.

Estas dietas, bajas en calorías y altas en proteínas, a menudo generan malestar y frustración y, por lo tanto, terminan siendo abandonadas fácilmente.

La **dieta Zona** te permite aprender la forma correcta de comer desde un punto de vista hormonal y genético.

Luego, todos seguirán sus propias elecciones de alimentos.

Una vez que comprendamos los conceptos fundamentales basados en bases científicas sólidas y comprobadas, será posible gestionar nuestra alimentación de por vida, eligiendo entre una gran cantidad de alimentos.

Cada comida y/o merienda se convierte en una nueva oportunidad para afectar positiva o negativamente las hormonas, convirtiéndose así en responsable directo de la salud y el bienestar.

Esto también significa que si durante una cena o

almuerzo te *"excedes"* no será necesario que te abrume el sentimiento de culpa, sino que será suficiente que la próxima comida sea en la Zona para restablecer el equilibrio hormonal.

Así se podrá volver a la Zona, es decir, a ese estado de máxima armonía y equilibrio hormonal que se traduce en mayor **Salud y Energía** y en **Pérdida de Peso** sólo si es necesario.

Para aclarar inmediatamente los principios de la Zona en sus diversas versiones, puede ser útil consultar el enlace: Las 7 categorías de alimentos. Para una elección inteligente en dietazonaonline.com

A la hora de iniciar un nuevo tipo de dieta correcta como la Zona, tenemos que tener en cuenta muchos factores.
En particular, hay factores que no deben subestimarse para hacer lo correcto.
En este texto esbozo los factores fundamentales que debemos tener en cuenta.
En concreto, vemos a continuación los siguientes aspectos:

Un fenómeno psicobiológico

Satisfacer el gusto

La actividad física es fundamental

Distribuir las comidas a lo largo del día

Usar las grasas "buenas"

Un patrón diario

El requerimiento de energía

El agua es esencial

Importancia de las Proteínas

UN FENÓMENO

PSICOBIOLÓGICO.

Hay muchos factores a tener en cuenta a la hora de establecer correctamente la dieta, teniendo en cuenta que, como se ha mencionado en otro lugar, la nutrición no solo sirve para proporcionar la energía esencial que usamos para vivir, sino que en realidad es un fenómeno complejo, psicobiológico y rico en múltiples implicaciones físicas y psicológicas.

SATISFACER EL GUSTO.

La primera característica que debe tener cualquier dieta (entendiendo este término en su sentido original de la forma en que se come) es la de satisfacer el *sentido del gusto* de la persona en cuestión, gratificando así su paladar.

Con esto, ciertamente no quiero decir que sea apropiado comer solo los alimentos que nos gustan mas, pero es igualmente cierto que las dietas hechas solo de alimentos " *adecuados* " pero *no deseados*, no solo terminan haciendo la vida menos hermosa, sino simplemente después de un tiempo son abandonadas.

Prácticamente, todos los alimentos a nuestro alcance y según nuestro mayor o menor gusto pueden y deben encontrar un lugar en nuestra dieta.

Se trata de aprender a equilibrar los distintos nutrientes para satisfacer nuestros gustos y al mismo tiempo aportar al organismo todo lo que necesita.

LA ACTIVIDAD FÍSICA ES ESENCIAL.

No debemos olvidar nunca, pues, que pertenecemos al Reino Animal y que, por tanto, el complemento necesario de la alimentación es la actividad física, sin la cual múltiples funciones fisiológicas, entre ellas los procesos digestivos, acaban empeorando.

Es precisamente la actividad física, de hecho, la que determinará una parte sustancial de nuestras necesidades energéticas y, en consecuencia, determinará cuánto podemos comer.

DISTRIBUYA LAS COMIDAS A LO LARGO DEL DÍA.

También es importante cómo comemos, o cómo se distribuyen las comidas a lo largo del día.

De hecho, no es lo mismo ingerir, por ejemplo, 2000 K.cal en total, en una sola comida, que ingerir la misma cantidad de alimento en varias comidas a lo largo del día.

La posibilidad de engordar será mayor en el primer caso que en el segundo, esto se debe a que cada vez que comemos, una parte de la energía ingerida se *"gasta"* en activar los procesos digestivos.

Por lo tanto, se recomienda encarecidamente distribuir la comida en varias veces.

Normalmente se recomienda hacer 5 comidas al día, obviamente no todas iguales.

USAR LAS GRASAS "BUENAS".

Un mito a disipar es que todas las grasas son malas para ti.

En realidad, las grasas animales son las que suponen un riesgo para la salud, mientras que las grasas o aceites vegetales, y en especial el **aceite de oliva**, además de cumplir funciones fundamentales, ayudan a mantener limpias nuestras arterias.

UN PATRÓN DIARIO.

Un esquema diario de alimentación adecuada en la Zona podría ser, por tanto, el siguiente:

Desayuno (absolutamente imprescindible por la mañana, al despertar)

Segundo desayuno en la mañana, para no tener demasiada hambre para el almuerzo.

Almuerzo (con una gran dosis de vegetales además de proteínas)

Merienda a media tarde, para no pasar mucha hambre en la cena

Cena (con una gran dosis de verduras además de proteínas)

¡ELIMINAR FUERA DE COMIDA!

EL REQUERIMIENTO ENERGÉTICO.

El crecimiento de nuestro cuerpo depende de una correcta alimentación y en consecuencia la ingesta de alimentos debe ser adecuada a las necesidades, tanto desde el punto de vista energético, es decir, calórico, como desde el punto de vista de la composición porcentual de las distintas sustancias.

Durante los primeros 20 años de vida necesitamos 2.500 kg de hidratos de carbono (azúcares y carbohidratos son sinónimos), 300 kg de proteínas, 625 kg de lípidos (es decir, grasas), 2.500.000 litros de oxígeno y 33.000 litros de agua, así como con vitaminas y sales minerales.

EL AGUA ES ESENCIAL.

Dado que un adulto elimina unos 2,5 litros de agua al día a través de la orina, el sudor, las heces y el vapor de agua emitido por la respiración, es evidente cómo estas pérdidas deben compensarse con la alimentación: aunque la mayoría de los alimentos contienen una buena cantidad de agua como la fruta y las verduras, que contienen 90%, carne 70%, pan 35%, sin embargo se necesita beber al menos un litro y medio al día.
El agua es necesaria para no entorpecer el trabajo de los riñones, hidratar los tejidos y eliminar toxinas.

IMPORTANCIA DE LAS PROTEÍNAS.

En cuanto al aporte proteico, necesario para la construcción de las proteínas de las que están hechos los tejidos del cuerpo humano, recordad que sólo las proteínas contienen átomos de nitrógeno, necesarios para sintetizar las propias proteínas.
Para tener una idea del porcentaje de proteínas que contienen algunos alimentos, recuerda que unos 50

gramos de ellas están contenidos en 5 huevos, en aproximadamente 1 litro y medio de leche, en 200 gramos de queso o legumbres secas.

Sin embargo, no todas las proteínas son similares, ya que el porcentaje de aminoácidos que las componen varía: las hay de origen animal y las de origen vegetal (por ejemplo las de soja). Y dado que las proteínas contenidas en los diferentes alimentos son diferentes en composición y porcentaje de aminoácidos constituyentes, es recomendable mezclar varios tipos de alimentos proteicos para obtener el equilibrio adecuado.

Si eres vegano, necesitarás hacer la dosificación correcta de proteínas vegetales de legumbres, en primer lugar soja y otros legumbres, para una correcta alimentación en la Zona.

LAS UNIDADES DE MEDIDA DE LA ZONA

¿CÓMO COMPONER UNA COMIDA O MERIENDA?

De manera muy sencilla basta con utilizar el método de **Bloques** y submúltiplos, **Mini-bloques.**

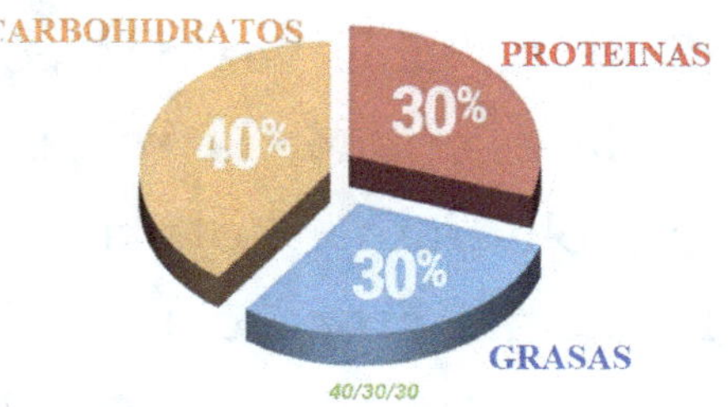

Como hemos visto, el ratio entre los 3 macronutrientes es el famoso 40/30/30.
¿Es la Dieta de la Zona demasiado complicada, demasiado loca?
En mi opinión, lo contrario es cierto.

Si lo pensamos un momento, nos damos cuenta de que la condición previa de la Zona a respetar es, después de todo, una sola, es decir, su unidad de medida, el **Bloque.**

Prueba por un momento a pensar en tener que medir una longitud sin saber qué es un metro y cómo se divide en centímetros o tener que medir un peso sin saber qué es el kilogramo y su división en hectogramos.

CÓMO SE ESTRUCTURA UN BLOQUE

Lo mismo ocurre con el Bloque que es la unidad de medida de la Dieta Zona, y con los Minibloques que son sus subdivisiones.

¿De dónde viene esta unidad de medida?

Del simple hecho de que la Dieta de la Zona nos dice que cada vez que comemos, independientemente de la cantidad, la relación entre los tres Nutrientes, Carbohidratos, Proteínas y Grasas, debe estar siempre en la misma proporción, es decir **40% de Carbohidratos, 30% de Proteínas y 30% de Grasas.**

EL SIGNIFICADO DE 40/30/30

Entonces 40 + 30 + 30 = 100% igual a 1 Bloque (o múltiplos) y los 3 valores 40, 30 y 30 son las fracciones, es decir los Minibloques.

En base al contenido energético de Carbohidratos, Proteínas y Grasas, entonces, para que se respete la proporción, **será suficiente consumir** 9g. de Carbohidratos (1 Mini-bloque de C), **con 7g. de Proteínas (1 Mini-bloque de P) y** 3 g. de Grasas (1 Mini-bloque de G).

Por lo tanto:

1C + 1P + 1G = 1 Bloque

2C + 2P + 2G = 2 Bloques

3C + 3P + 3G = 3 Bloques

4C + 4P + 4G = 4 Bloques

Etcétera

No es difícil, ¿no ?

Digamos que una mujer promedio necesita 11 bloques al día y un hombre promedio 13/14.

Sin embargo, estos son solo valores **absolutamente indicativos**, porque la actividad física y otras variables también pueden cambiar significativamente estos valores.

PERO, ¿CUÁNTA COMIDA REAL ES 1 BLOQUE?

Para establecerlo existen tablas sencillas divididas por Carbohidratos, Proteínas, Grasas y Alimentos de composición mixta.

Más adelante daré algunas aclaraciones necesarias.

TABLAS DE PROTEÍNAS

MINIBLOQUES DE PROTEINAS DE ORIGEN ANIMAL
(alrededor de 7 g de proteínas por porción)
MEJOR ELECCIÓN

PRODUCTOS DE PESCADO	PESO en g.
bacalao seco, caviar	25
Anchoa o boquerón en aceite o en sal, bacalao remojado, salmón ahumado, atún fresco, en salmuera, en aceite escurrido	30
Arenque ahumado y salado, carpa, bacalao remojado, besugo ensillado, salmón en escabeche, sardinas, gallineta nórdica, caballa o caballa en escabeche, esturión, filetes de trucha de piscifactoría	35
salmón fresco, caballa o caballa fresca, lenguado, lubina salvaje, jurel o jurel, tenca	40
langosta, arenque fresco, bagre, perca, pez espada, rodaballo, salmonete	45
anguila de piscifactoría, filetes, sepia, trucha	50
calamar, capitoné	55
anguila de río, mejillones o mejillones	60
almejas	70
QUESO	**PESO en g.**
crema de leche, mozzarella de vaca	35
queso fresco	40
feta, quesos ligeros	45
queso ricota de cabra	60
ricota de búfala	65
hojuelas de queso bajo en grasa	70
quesos untables cremosos ligeros, ricota de oveja	75
ricota de leche de vaca	80
HUEVOS	**CANTIDAD**
claras de huevo	2

MINIBLOQUES DE PROTEINA DE ORIGEN ANIMAL
(alrededor de 7 g de proteínas por porción)
BUENA ELECCIÓN

QUESO (*no necesita la dosis de grasa añadida*)	PESO en g.
queso parmesano	20
queso romano, queso de oveja, gruyere, provolone	25
queso fontina, queso scamorza	30
brie, caciottina de vaca, camembert, gorgonzola, itálico, robiola, taleggio	35
mozzarella de búfala, stracchino	40
crecimiento	45
HUEVOS	**CANTIDAD**
entero	1

MINIBLOQUES DE PROTEINA DE ORIGEN ANIMAL
(alrededor de 7 g de proteínas por porción)
MALA ELECCIÓN

QUESOS (*no se necesita la cantidad de grasa añadida, si es muy grasa*)	PESO en g.
caciocavallo	20
Emmenthal, queso blando de mesa, lácteos, pecorino, pecorino romano y siciliano	25
burrini, mantequilla de Calabria, caciotta mixta, caciotta toscana	30
queso mascarpone	90
HUEVOS	**CANTIDAD**
yema	2

COMPOSICIÓN MIXTA
ALIMENTOS DE ORIGEN ANIMAL
MEJOR ELECCIÓN

LECHE Y YOGURT	PESO en g.	BLOQUE
leche semidesnatada de vaca fresca y UHT, yogur blanco desnatado	200ml	1 completo

Antes de seguir con los minibloques de carbohidratos y grasas, veamos ahora **las proteínas para veganos,** obviamente solo de origen vegetal.

PROTEÍNAS VEGANAS

SOJA Y DERIVADOS
MEJOR OPCIÓN

SOIA	PESO en g.	MINIBLOQUES PROTEINAS	MINIBLOQUES CARBOHIDRATOS	MINIBLOQUE GRASA
frijoles	40	2	1	2.5
harina	40	2	1	3
brotes	300	2,5	1	1,5
leche (sin azúcar añadido)*	240	1	-	1,5
yogur (sin azúcar añadido)*	140	1	0,5	1,5
tempeh*	45	1	-	1
tofu*	32	1	-	1,5

* Valores orientativos. Los productos a base de soya tienen una variabilidad extrema en el contenido de macronutrientes. Es importante comprobar siempre los valores nutricionales indicados en el envase.

ALIMENTOS DE COMPOSICIÓN MIXTA
BUENA ELECCIÓN

CEREALES Y DERIVADOS	PESO	MINIBLOQUES CARBOHIDRATOS	MINIBLOQUES PROTEINAS
germen de trigo	15	1	MITAD
trigo duro y blando	15	1	UN TERCIO

Nota: las tablas de la **dieta de la Zona**, también seguidas por nosotros, consideran las legumbres como Carbohidratos.

En realidad esto no es correcto.

Como ejemplo, reportamos los valores por 100g de los

nutrientes contenidos en algunas legumbres:

100 g de judías cannellini secas crudas.

Proteína 23,4g (3 minibloques abundantes). Grasas 1,6g (medio mini bloque). Carbohidratos disponibles 45,5g (5 minibloques).

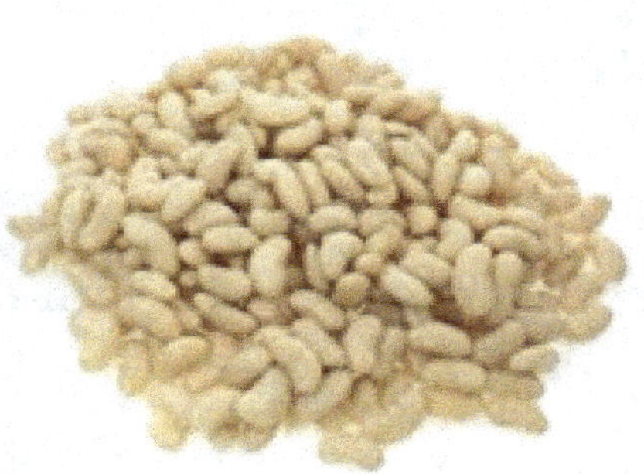

100 g de garbanzos secos crudos.

Proteína 20,9g (3 minibloques).
Grasas 6,3g (2 minibloques).
Carbohidratos disponibles 46,9g (5 minibloques).

100 g de lentejas secas crudas.

Proteína 22,7g (3 minibloques abundantes). Grasa 1g (un tercio de minibloque). Carbohidratos disponibles 51,5g (5,5 minibloques).

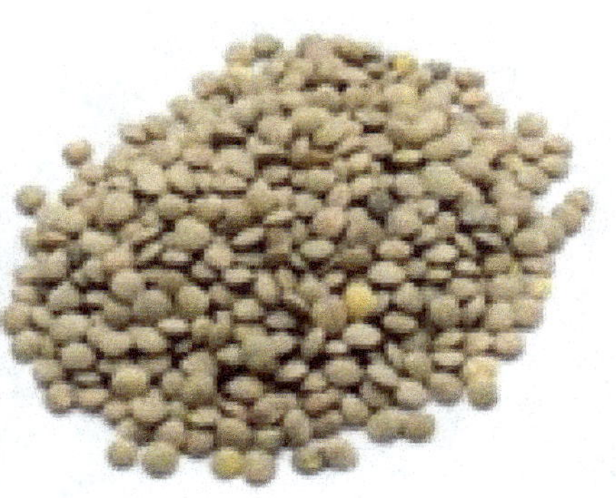

100 g de altramuces remojados.

Proteína 16,4g (2,5 minibloques).

Grasas 2,4g (1 minibloque bajo).

Carbohidratos disponibles 7,1g (1 minibloque bajo).

Por supuesto, la mayoría de los alimentos tienen una composición mixta aunque, en la mayoría de los casos, estas diferencias tienen poca importancia.

Si quieres saber la composición exacta de un alimento, puedes consultar la web de INS (https://web.ins.gob.pe/es/alimentacion-y-nutricion/ ciencia-y-tecnologia-de-alimentos/tabla-de-composicion-de-alimentos)

PROTEÍNAS PARA VEGANOS

Como hemos visto en la introducción debemos obtener el 30% de las Calorías procedentes de Proteínas que, por supuesto, sólo serán de origen vegetal.

En las tablas anteriores y también en la nota, estas fuentes de proteínas están claramente indicadas con su subdivisión en bloques o minibloques.

Es importante decir que la dieta Vegana en la Zona, además de ser una dieta y un verdadero estilo de vida, conduce a un aumento de la conciencia, a partir de la selección de los alimentos a consumir, así como la práctica de una actividad física adecuada, y con la adopción de técnicas de relajación y/o meditación.

**El respeto por el Planeta Tierra
tampoco debe subestimarse.**

Además, la **Zona Vegana** también puede ser adecuada para aquellos que quieran seguir una dieta sin gluten, ya que la dieta trata de limitar los alimentos a base de trigo, cebada y centeno.

La Zona Vegana también se adapta fácilmente a la **dieta Mediterránea (¡la de verdad!)**, ya que privilegia la fruta y verduras frescas y cuando es posible cruda (como postula la dieta Raw Food o Crudìvora).

¿CÓMO OBTENER EL 30% DE LA INGESTA ENERGÉTICA DE LAS PROTEÍNAS VEGETALES?

¡Tienes muchas opciones para elegir!
Te recordamos que:
(1P, 1C, 1G = respectivamente 1 minibloque de Proteínas, Carbohidratos, Grasas)

N.B. Los productos Tempeh y Tofu tienen cierta variabilidad en el contenido de nutrientes. Es recomendable consultar siempre las tablas nutricionales de los productos individuales.

Antes de emprender una dieta vegetariana o vegana con el uso de soja, asegúrese de no ser alérgico a este alimento.

AQUÍ HAY ALGUNAS FUENTES DE PROTEÍNAS VEGETALES EN LA ZONA.

Leche de soja.

Es un excelente sustituto de la leche de origen animal, es una buena fuente de proteínas.

Se obtiene del prensado de habas de soja amarillas.

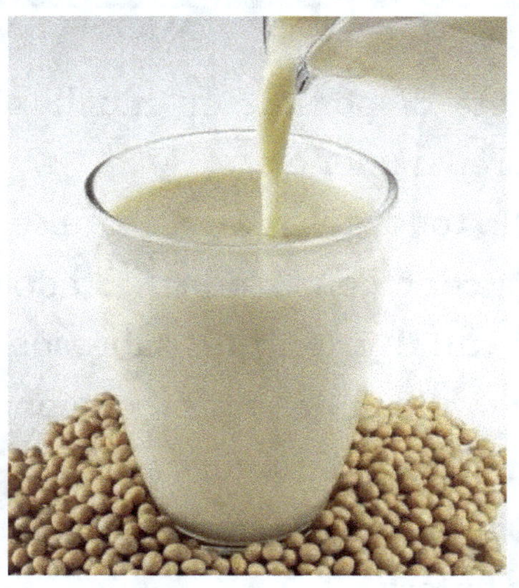

Se encuentra en los supermercados tanto natural como de sabores (prefiere lo primero y sin azúcares añadidos). Según las tablas oficiales de la Zona, 240g de leche de soja contienen 1P* + 1,5G*.

Por poner un ejemplo, un snack de1 bloque podría por tanto consistir en 240g de leche de soja a la que se le añade media manzana (90g) igual a 1C.

En cambio, no se agregará grasa.

Yogur de soja

140g de yogur de soja contienen 1P* + 0,5C* + 1,5G*.

sando el ejemplo anterior, simplemente agregue una rodaja de manzana para una merienda de un bloque.

Una manera fácil de estar en la Zona Vegana.

TOFU

Se obtiene del cuajado de la leche de soja y es un alimento de tradición

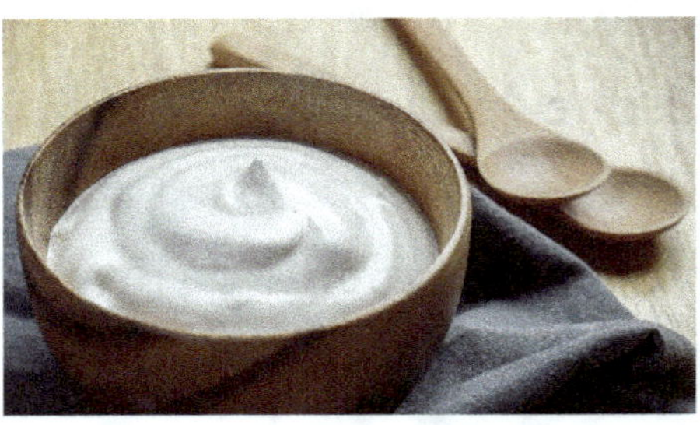

oriental.

Está disponible en muchas preparaciones.

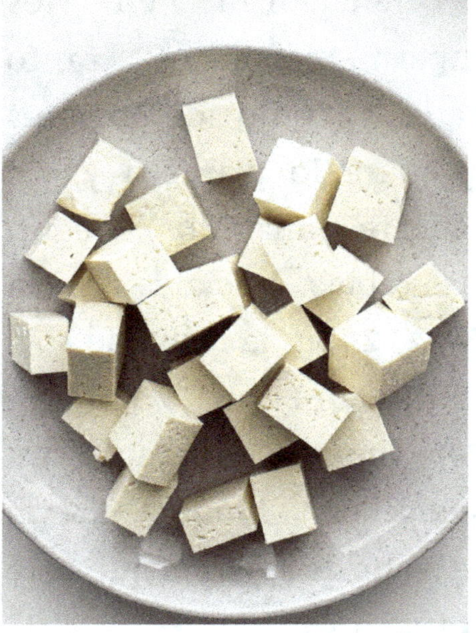

No todos los tipos de tofu se pueden comer en su estado natural y son más sabrosos cuando se les da sabor con hierbas o cuando se usan para rellenar tartas saladas y dulces.

También según las Tablas, 32g de Tofu contienen 1P* + 1,5G*.

Así que si tenemos que hacer una comida de 3 bloques bastará con comer 90/100g de Tofu al que tendremos que añadir 3C, utilizando por ejemplo 300g de cerezas y una cantidad ilimitada de verduras como achicoria, lechuga e hinojo (irrelevante desde el punto de vista glucémico).

Podemos aliñar todo con limón y vinagre, ya que las

grasas ya son un poco abundantes, aunque sigan siendo grasas vegetales.

SEITÁN

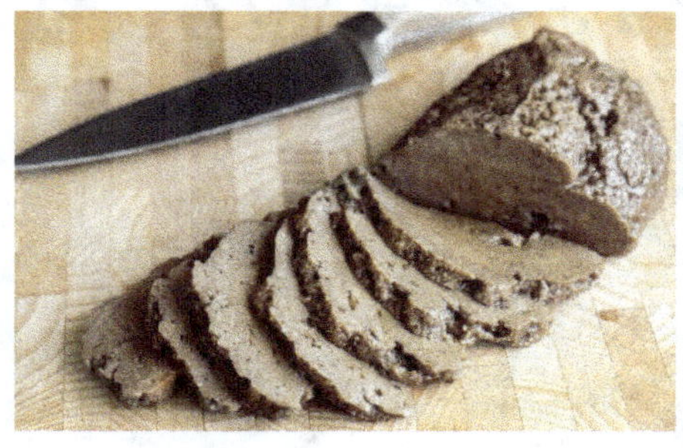

Es un alimento rico en proteínas y se obtiene a partir de la proteína del trigo, el gluten. **Por lo tanto, es un alimento inadecuado para las personas con enfermedad celíaca.**

Se encuentra en diversas preparaciones, troceada, guisada, etc.

Veinte gramos de Seitán fresco aportan 1P, mientras que la cantidad de Hidratos de Carbono y Grasas es realmente insignificante.

Desafortunadamente, el seitán tiene una composición desequilibrada de aminoácidos (los componentes básicos de las proteínas) y, por lo tanto, sería mejor consumirlo junto con otras fuentes de proteínas.

PROTEINAS VEGETALES RESTRUCTURADAS.

Este es un alimento elaborado a base de soja deshidratada, que se vende en forma de guiso o albóndigas.

Hay que reavivarlo hirviéndolo en caldo de verduras durante unos minutos o incluso simplemente en agua, estrujándolo bien.

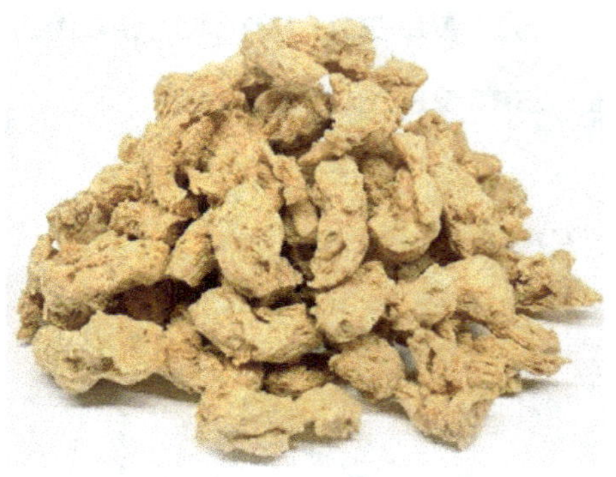

TEMPEH

Una verdadera mina de proteínas, está hecho de soja amarilla fermentada.

Se envasa en lonchas y se puede preparar de varias formas.

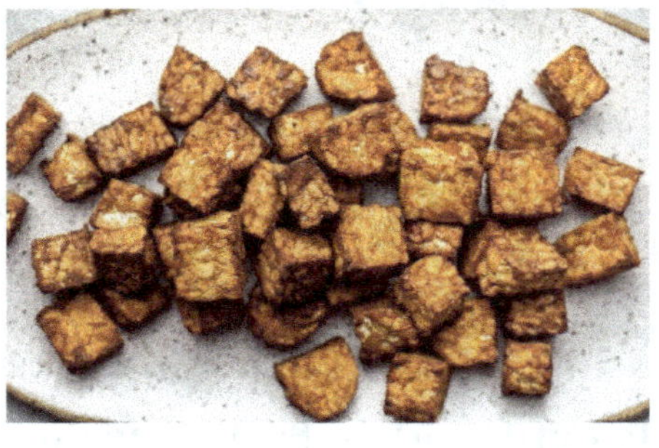

45g de Tempeh contienen 1P + 1C.

En una comida de tres bloques utilizaremos, por tanto, 130/140 g de este alimento sin añadir grasas, que ya son equilibradas, y añadiendo 3C, por ejemplo. 300 g de espárragos (además de una cantidad ilimitada de verduras como achicoria, lechuga e hinojo, irrelevantes desde el punto de vista glucémico) y 340 g de fresas.

HAMBURGUESAS Y ALBÓNDIGAS VEGETALES.

Elaborado a partir de una mezcla de ingredientes como seitán, cereales, proteínas de soja reestructuradas, vegetales (cuidado con los que además contienen huevo y queso).

Se vende en los mostradores refrigerados de muchos supermercados.

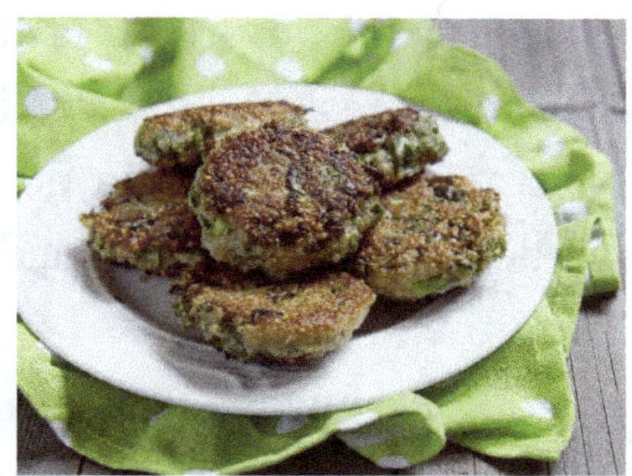

LEVADURA EN ESCAMAS.

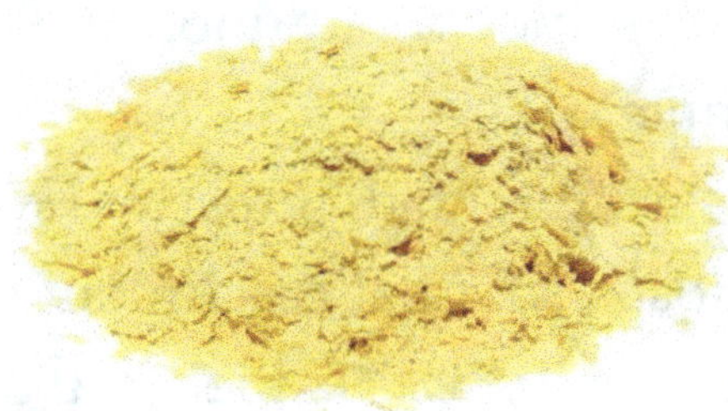

Es una excelente fuente de proteínas y minerales y vitaminas.

Se utiliza como variante del queso, queda bien con ensaladas.

Proviene del procesamiento de la levadura de cerveza (hongo de la Saccharomycies cerevisiae) que se seca o liofiliza y luego se vende en copos.

No es adecuado para la elaboración de pan o postres, sino que se utiliza crudo como sustituto alimentario sobre todo de los lácteos, en lugar del queso rallado para condimentar pastas, arroces y verduras .

¡ATENCIÓN! Los celíacos también pueden encontrarlo en una composición sin gluten, pero para estar seguros es necesario comprobar la etiqueta.

El uso excesivo de este ingrediente puede acarrear contraindicaciones que no deben subestimarse ya que puede generar una reacción de intolerancia a las levaduras.

No exceda de 3-6 cucharaditas por día.

Se puede comprar en tiendas ecológicas, herbolarios, pero también online.

Muy rico en proteínas, fibras, hierro, aminoácidos esenciales y vitaminas del complejo B.

Su correcta ingesta ayuda a la actividad intestinal y también tiene efectos beneficiosos sobre el crecimiento de las uñas y el cabello y sobre la belleza de la piel. 100 g de levadura contienen 6P (abundante).

Unos 17g son suficientes para tener el bloque de Proteínas (1P).

Los 100g habituales tienen escasos 5C y solo 1G.

Un alimento realmente interesante, quizás para mezclar con otras fuentes proteicas menos ricas en proteínas.

MÚSCULO DE TRIGO.

También se le llama *carne vegetal*.

Está compuesto por gluten de trigo y harina de legumbres.

Se utiliza para vieiras, guisos, etc.

Incluso con este producto el celíaco debe tener cuidado.

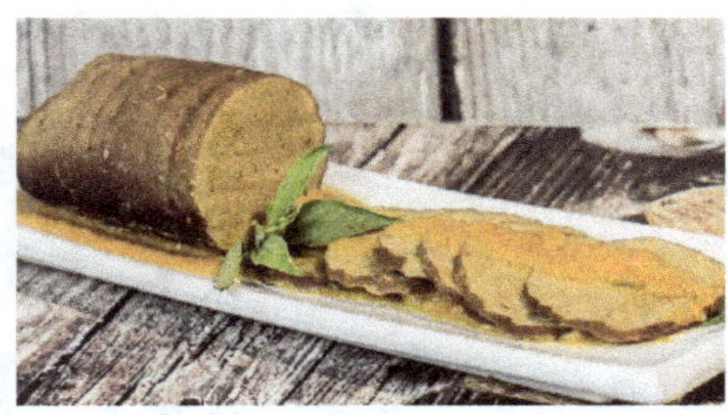

El músculo de trigo es apto para la dieta de vegetarianos, veganos y todos aquellos que quieran reducir el aporte de proteínas animales en su dieta.

FRUTA SECA.

Estos son alimentos importantes no solo en términos de proteínas.

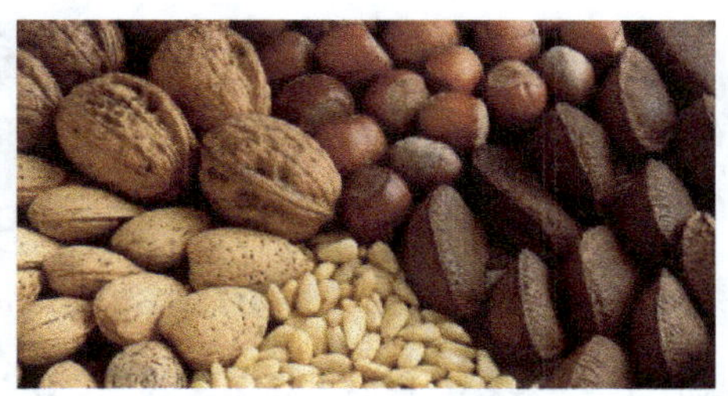

Las nueces contienen 24,06 g de proteína por 100 g, las almendras 21,22 g de proteína por 100 g, los pistachos 20,95 g de proteína por 100 g. También interesantes cacahuetes, pistachos, etc.

ALTRAMUCES

Los veganos suelen tomar la soja como fuente de proteínas, lo que evidentemente tiene razón, pero si tenemos en cuenta los Altramuces nos damos cuenta de que son legumbres muy energéticas y que forman parte, con razón, de la dieta mediterránea, así como de la Vegana de la Zona.

Desafortunadamente, los altramuces a menudo se consideran principalmente solo como refrigerios en

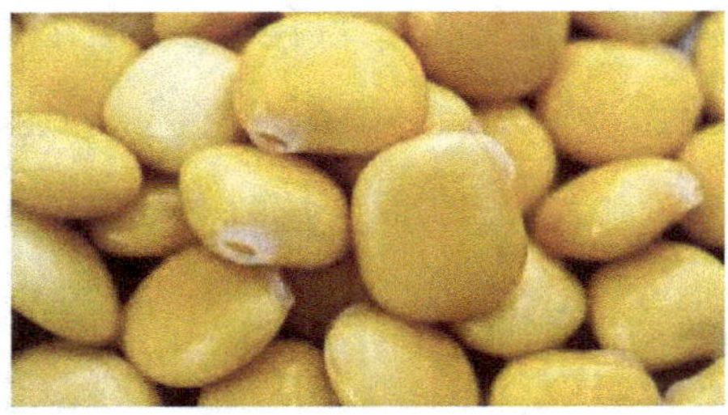

lugar de alimentos reales.

En realidad, son solo los viejos hábitos los que han devaluado este preciado alimento.

Los altramuces aportan 114 kcal. por cada 100 gramos de producto, con un 69% de agua, un 16,5% de proteínas, un 7% de hidratos de carbono y el 6,5% restante repartido entre fibras y grasas.

Por lo tanto, estas son fuentes de proteínas verdaderamente notables.

Estos valores hacen que en 100g de altramuces tengamos 2 bloques o minibloques abundantes en Proteínas y 1 bloque bajo en Hidratos de Carbono con cerca de otro bloque de Grasas.

Además del lupino como tal, existen excelentes productos envasados como el **Salame de Altramuces.**

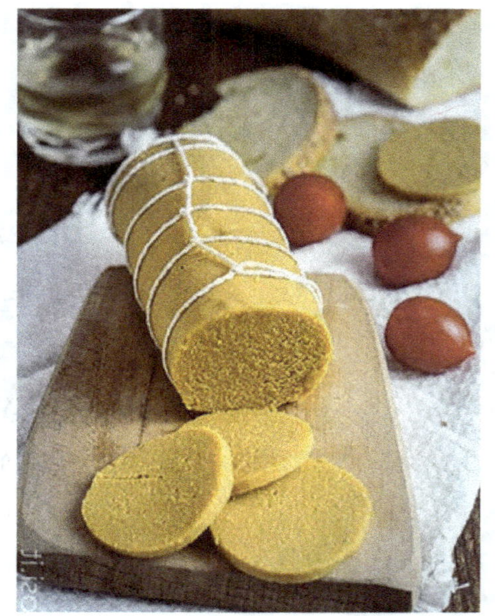

SEMILLAS

Semillas de calabaza.

(30,23 g de proteína por 100

g de producto). Este alimento está especialmente indicado para los hombres dados los conocidos efectos beneficiosos que tienen sobre la **próstata**, las semillas de girasol (17,28 g de proteína por 100 g de producto).-libro

Pròstata. Istrucciones para el uso https://www.amazon.it/dp/B0B759SBR4-

* Para los productos a base de soja, dada su variabilidad, consultar siempre las tablas nutricionales.

NB Una dieta estrictamente vegana puede requerir suplementos de vitamina B12.
Hablar de ello con su médico es sin duda útil.

En la parte final del libro hablamos de una hortaliza, el Bambú que, aunque menos rico en proteínas que las legumbres, tiene un contenido interesante y muchas otras propiedades terapéuticas que recomiendan su uso.

GRASAS PARA LA DIETA DE LA ZONA

Ahora pasemos a las grasas tanto para vegetarianos como para veganos.

MINIBLOQUES DE GRASAS *
(alrededor de 1,5 g de grasa por ración)
MEJOR OPCIÓN

*** NB un minibloque de grasa consta de 3 g.**

Estas tablas indican las dosis de los distintos alimentos que realmente contienen 1,5 g de grasa.
Esto se debe al hecho de que si los vegetarianos usan proteínas como el queso o los huevos, ya contienen grasas.

El pescado también contiene grasas pero de mejor calidad y, por lo tanto, incluso los pequeños excesos no son importantes. La situación es diferente para los veganos que **NO** utilizan productos de origen animal y que, por tanto, pueden utilizar valores dobles de los escritos en las tablas, **es decir, valores enteros**.

Por tanto, consideramos estas las dosis de grasas a añadir, excepto en los alimentos en los que, consultando la tabla de minibloques de proteínas, **se indique expresamente no añadirlas**.

GRASAS	PESO en g.	CANTIDAD
aceite de oliva virgen extra	1,5	1/3 cucharadita
nueces y pecanas secas	2	1
avellanas	2,5	3
nueces frescas	2,5	1
pistachos	2,5	6
anacardos	3	3
miseria	3	6
piñones	3	8
Almendras	3	
aceitunas en conserva, aceitunas negras	5	3
palta	6	
aceitunas	10	3

MINIBLOQUES DE GRASAS*
(alrededor de 1,5 g de grasa por ración)
ELECCIÓN DISCRETA

GRASAS	PESO en g.	CANTIDAD
mayonesa ligera	6	
aceite de maní y sésamo	1,5	1/3 cucharadita

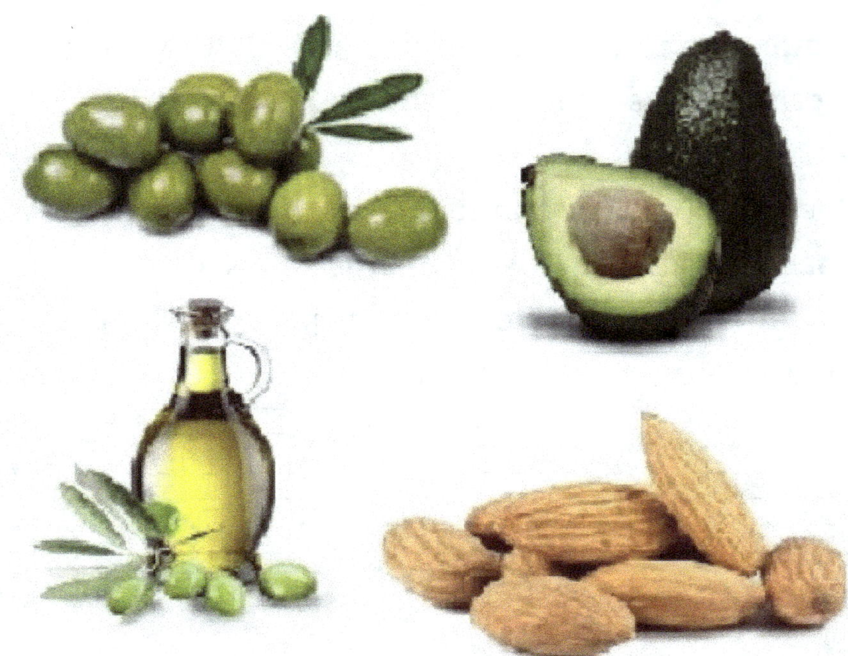

1,5g de Aceite de Aceitunas, 3g de Almendras, 6g de Aguacate, 10g de Aceitunas Verdes.

Nótese bien: estos valores se reducen a la mitad en comparación con los reales de un bloque de grasas, porque se supone que las grasas ya se han tomado con proteínas.

CARBOHIDRATOS PARA LA DIETA DE LA ZONA

Vemos a continuación las tablas de composición de Hidratos de Carbono.

Como hemos comentado anteriormente, todos estos son alimentos de origen vegetal, pero esto no nos exime de tener que usarlos con cuidado.

Las tablas, por tanto, se dividen según los diferentes niveles de calidad, directamente relacionados con el índice glucémico de cada alimento.

Si bien no hay problema en usar carbohidratos clasificados como la mejor opción, tanto es así que muchas verduras como ensaladas, achicoria, calabacines y pepinos, solo por nombrar algunos, también se pueden consumir de manera segura en dosis más altas que las indicadas en las tablas, otros Los carbohidratos como pan, pasta, arroz, especialmente si no son integrales , deben usarse en las dosis indicadas, preferiblemente no con demasiada frecuencia. No es solo el índice glucémico de los alimentos lo que hace que desaconsejemos los productos refinados a base de harina, también adora el hecho de que, precisamente por eso, la cantidad que podemos utilizar por cada minibloque de hidratos de carbono es realmente baja y corremos el riesgo de pasar hambre.

MINIBLOQUES DE CARBOHIDRATOS
(alrededor de 9 g de carbohidratos por ración)
MEJOR OPCIÓN

LEGUMBRES (ver también tabla de minibloques de alimentos de composición mixta)	peso bruto	peso cocido
habas y lentejas secas	15g	40-50g
frijoles borlotti, frijoles cannellini, garbanzos, frijoles caritas y frijoles secos en general	20g	50-60g
frijoles pintos frescos	40g	
frijoles pintos enlatados, escurridos	55g	
lentejas enlatadas, escurridas	60g	
altramuces empapados	125g	
habas frescas	200g	160g
judías verdes	380g	360g
VERDURAS. TUBÉRCULOS, HIERBAS	peso bruto	peso cocido
hinojo, flores de calabacín, setas cultivadas, champiñones, ensalada, achicoria, lechuga, achicoria verde, trufa negra	libre	
pasta de tomate	45g	
Cebollas de primavera	100 gramos	
pimientos amarillos y rojos	130g	
pimientos verdes	150g	
cebollas	160g	
menta, puerros	170g	
hongos cultivados, pleurotes	200g	
coles de Bruselas	215g	190g
rúcula, apio nabo	230g	
nabos	240g	230g
tomates maduros, dientes de león o dientes de león	250g	
espárragos de campo	270g	
brócoli cada uno	290g	
espárragos de invernadero	300g	290g
puré de tomate, tomates para ensalada, tomates San Marzano, jugo de tomate, tomates pelados, fruta y jugo	300g	
espinacas, incluso congeladas	300g	260g
acelga o acelga	320g	280g
hojas de nabo	320g	
coliflor	330g	300g
endibia	330g	
berenjena	350g	280g
alcachofas, col verde	360g	270g
apio	380g	
agretti, repollo	400g	
repollo de brócoli ramificado verde, hojas de nabo	450g	
rábanos	500g	
cardos	530g	320g
rábano rojo	550g	
calabacín	640g	600g
hongos cultivados, boletus	900g	

FRUTA	peso	cantidad
lichis, granadas	50 gramos	
mandarinas	50 gramos	1
anona, uvas	60g	
mandarinas	70g	1
ciruelas, ciruelas rojas	85g	
guindas, piña	90g	
manzanas	90g	mitad
cerezas	100 gramos	7
clementinas, kiwi	100 gramos	1
peras	100 gramos	mitad
naranjas	115g	mitad
melones de verano, macedonia de frutas naturales	120g	
ciruelas amarillas	125g	
albaricoques	130g	
grosella	135g	
frambuesas, membrillos	140g	
toronja	145g	
nísperos, melocotones	150g	
pasionaria	160g	
fresas	170g	
arándanos	175g	
melones de invierno	180g	
Babaco	200g	
sandía	250g	
limones	400g	
CEREALES	peso bruto	peso cocido
avena	10g	
cebada y avena	15g	
cebada perlada	15g	60g
avena	20g	50 gramos
cebada mundial	20g	

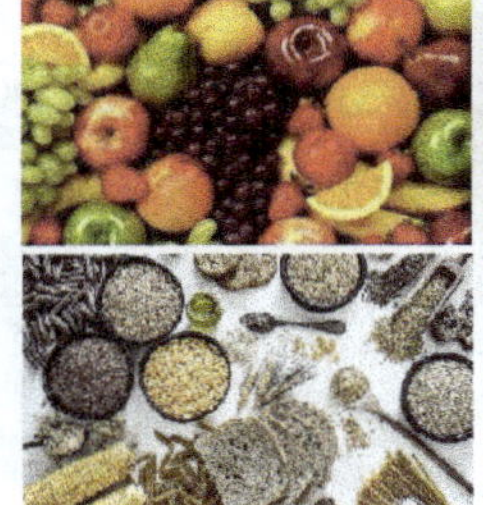

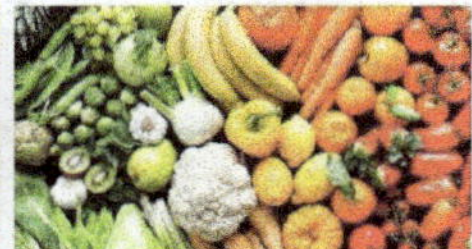

Frutas, verduras y Gramineas integrales son los mejores carbohidratos

MINIBLOQUES DE CARBOHIDRATOS
(alrededor de 9 g de carbohidratos por porción)
UTILIZAR CON CUIDADO: MENOS FAVORABLES

LEGUMBRES	peso bruto	peso cocido
guisantes secos	20g	
guisantes enlatados, escurridos	80g	
guisantes frescos	140g	120g
VERDURAS Y VERDURAS	peso bruto	peso cocido
patatas	50 gramos	
papas fritas (como chips)		15g
papas fritas		30g
papas asadas		35g
papas nuevas	60g	
maíz cocido (maíz)		30g
zanahorias	120g	120g
remolacha	225g	
calabaza amarilla	250g	
FRUTA	peso bruto	
albaricoques y melocotones secos, peras confitadas, uvas pasas	10g	
albaricoques, castañas, manzanas, ciruelas, dátiles, higos (productos secos), cerezas confitadas, deshidratadas	15g	
castañas	25g	
diosperi o caqui	55g	
plátanos	60g	
tunas, mango	70g	
higos frescos	80g	
papaya	130g	
CEREALES Y DERIVADOS	peso	cantidad
galletas saladas	10g	2
harina de trigo duro, tipo 0 y 00, harina de maíz, pasta al huevo, harina de sémola, sémola, pasta de sémola, arroz pulido	10g	
bizcochos	10g	1
bizcochos integrales	15g	1
harina de trigo duro, harina de centeno, palitos de espelta, pan tipo 0 y 00, pan con leche, aceite, tostadas, arroz integral	15g	
pan de centeno, pan integral	20g	
pasta de sémola cocida	30g	
harina de maíz cocida	40g	

MINIBLOQUES DE CARBOHIDRATOS
(alrededor de 9 g de carbohidratos por porción)
USO CON MODERACIÓN: DESFAVORABLE

DULCES	peso	cantidad
azúcar (sacarosa)	8g	
miel	8g	media cucharada
galletas de mantequilla, obleas (no necesitas la dosis de grasas añadidas)	10g	1
fruta confitada, caramelos duros, caramelos tipo toffee, bocadillos tipo pan dulce	10g	
tarta envasada (no necesitas la dosis de grasas añadidas)	10g	
fructosa	10g	1 cucharadita
galletas integrales, crema de avellanas (no hace falta la dosis de grasas añadidas)	15g	
tarta, mermelada, bizcochos, panettone, pasta de almendras, bizcochos, turrón de almendras, barquillo cubierto de chocolate	15g	
croissant (no necesitas la dosis de grasas añadidas)	15g	mitad
ron baba, helado conf. con galleta y crema	20g	
chocolate (no hace falta la dosis de grasas añadidas)	20g	
croissant, solo pasta (no necesitas la dosis de grasas añadidas)	25g	
carámbano	25g	
cono de helado, cacao, avellana, helado de nata	30g	
cannoli con nata (no hace falta la dosis de grasas añadidas)	40g	
helado de fiordilatte	45g	
BEBIDAS Y ALCOHÓLICAS	peso	
espíritu	30g	
aperitivos	50 gramos	
naranjada, bebidas tipo cola	100 gramos	
vino	120g	
cerveza	180g	
JUGOS DE FRUTA	peso	
jugo de uva	50 gramos	
jugo de albaricoque y pera	60g	
zumo de naranja	100 gramos	

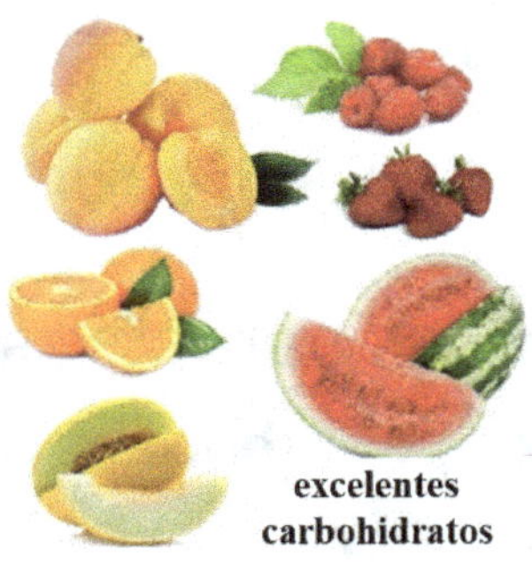

EJEMPLOS ÚTILES

Habiendo visto **qué son los Bloques**, es útil comprender **cómo se pueden componer en la práctica diaria.**

Vemos a continuación algunos **ejemplos de Bloques**.

Recordamos *(por comodidad)* las abreviaturas que utilizamos para llamar **Minibloques** , aquellos que en su conjunto forman un único **Bloque.**

$$C = Carbohidratos$$

$$P = Proteínas$$

$$G = Grasas$$

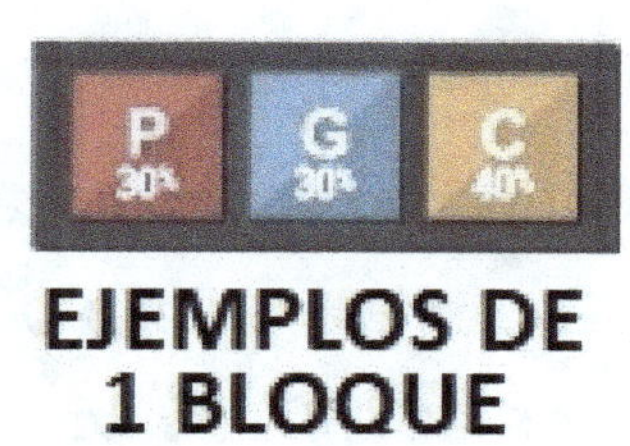

EJEMPLOS DE 1 BLOQUE

PARA VEGETARIANOS

kiwi y emmenthal

25g de Emmenthal 1P + 1G + 100g (1) de kiwi 1C.

pan y atún en aceite

30g de atún en aceite escurrido 1P + 20g de pan integral o 2 palitos de pan 1C + 1 cucharadita de mayonesa light 1G. Si utilizas atún natural es posible aumentar ligeramente la dosis de mayonesa light.

prosecco y parmesano

20 g de parmesano o grana padano 1P + 1G + 120 ml de prosecco 1C (*nota: no excederse con el uso de alcohol*).

PARA VEGETARIANOS Y VEGANOS

yogur de soja

140g yogur de soja sin azúcar con 1 cucharadita de jugo de agave 1P+1C+1G

leche de soya

120g leche de soya sin azúcar con 1 cucharadita de jugo de agave ½ P + ½G + ½C = ½ bloque completo + 2 bizcochos balanceados 40/30/30 ½ P + ½G + ½C = ½ bloque, o 240g de leche de soya con 2 cucharaditas de agave jugo 1P + 1C + 1G 1 bloque completo

pan y salami vegano

25g salami de chocho 1P + ½G ½C + pan integral 10g ½C + 2 almendras ½G

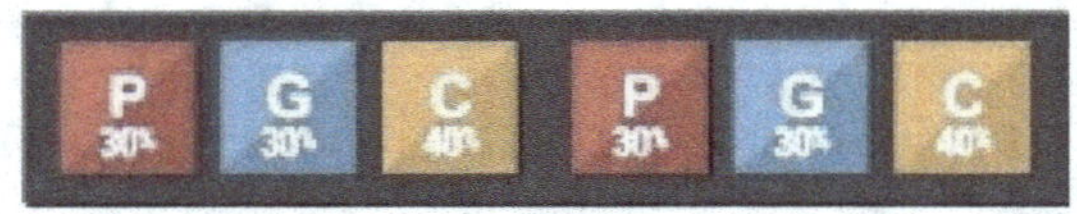

2 BLOQUES COMPLETOS

PARA VEGETARIANOS

albaricoque, miel y ricota

160 g de ricota de leche de vaca (magra) 2P + 3G + 130 g (3) de albaricoques 1C + 8 g (media cucharada) de miel 1C (NOTA: la cantidad de grasa contenida en la ricota de leche de vaca magra es ligeramente superior a esperado, esto se basa en datos reales aunque, en las tablas oficiales de la Zona, estas grasas no se consideran).

pan, naranjas, atún y salmón

con atún en aceite escurrido:

20g de pan integral o 2 palitos de pan 1C + 115g (1/2) naranjas 1C + 30g de atún en aceite escurrido 1P + ½G + 30g de salmón ahumado 1P + ½G + 1 cucharadita de mayonesa light 1G.

o, utilizando atún natural:

20g de pan integral o 2 palitos de pan 1C + 115 g (1/2) naranjas 1C + 30g de atún natural escurrido 1P + 30g de salmón ahumado 1P + ½G + 1½ cucharadita de mayonesa light 1,5G.

PARA VEGETARIANOS Y VEGANOS

leche de soja

240g leche de soja sin azúcar con 2 cucharaditas de jugo de agave 1P + 1G + 1C = 1 bloque completo + 4 bizcochos balanceados 40/30/30 1 P + 1G + 1C = 1 bloque completo, o 480g de leche de soja con 4 cucharaditas de jugo de agave 2P+2C+2G 2 bloques completos

pan vegano y salami 50g de salami de chocho 2P + 1G + 1C + pan integral 20g 1C + 3 almendras o 1 nuez o 3 aceitunas 1G

yogur de soja

280g yogur de soja sin azúcar con 2 cucharaditas de jugo de agave 2P+2C+2G

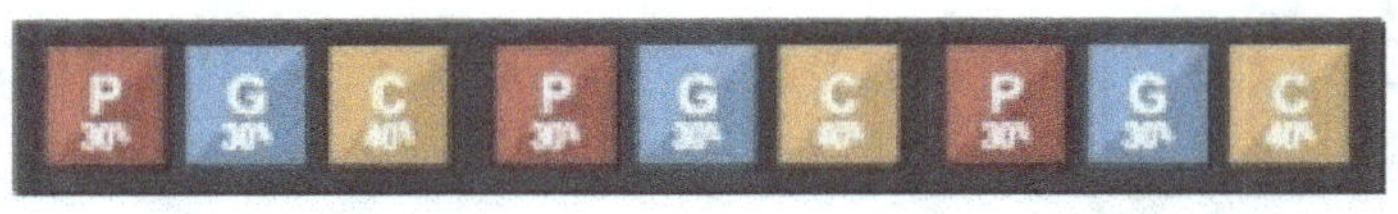

³BLOQUES COMPLETOS

PARA VEGETARIANOS

escamas de queso con tomate

210g de escamas de queso bajo en grasa 3P + 2G (escaso) + 300g de tomate para ensalada 1C + ensalada gratis sin contar + 20 g de pan integral 1C. Sazonar las verduras con 3 g de aceite de oliva 1G + 1 kiwi 100g 1C.

pescado y avena

40g de avena en granos cocidos como el arroz 2C + 120g de filetes de anchoa o caballa 3P + ensalada y achicoria a voluntad (no contados) + 20g de pan integral 1C. Sazonar y cocinar con un total de 9g de aceite de oliva 3G.

pulpo y patatas

195g de pulpo 3P en ensalada con perejil picado y ajo (sin contar) + 150g de patatas para poner en ensaladas con pulpo 3C.

Rocíe con 9 g de aceite de oliva o 18 g de mayonesa ligera 3G.

PARA VEGETARIANOS Y VEGANOS

Tempeh estofado con verduras

135g de tempeh en trocitos (hervidos y remojados en agua) 3P + 3G + 160g de cebolla 1C + 150g de puré de tomate 1/2C + 320g de calabacines 1/2C + 350g de berenjenas 1C + salsa de soja al gusto sin contar.

Sofreír la cebolla mezclando salsa de soja y aceite y el guiso hervido y luego las verduras cubriéndolas con agua.

Hacia el final de la cocción, agregue el puré de tomate.

berenjenas parmesana

525gr _ berenjenas 1,5C cortadas en rodajas de un centímetro y doradas en sartén antiadherente + 450 gr salsa de tomate 1,5C con orégano + gr. 70 mozzarella light (max grasa 9%) 2P + 2G + 20 gr de parmesano 1P + 1G + unas hojas de albahaca.

Coloca capas alternas de berenjena y caciotta en el puré, espolvorea con queso parmesano y gratina a 200 grados.

zanahorias en crema de calabacín con tofu

120g zanahorias 1C + 640g calabacines (cocidos hasta que estén tiernos) 1C + 100g tofu 3P + 4,5G. (la ingesta de grasas es algo desequilibrada pero en ocasiones es aceptable al tratarse de grasas vegetales), 1 cucharadita de semillas de sésamo sin contar.

A mitad de cocción de los calabacines , añadir el tofu y tostar las semillas de sésamo en una sartén antiadherente.

Cuando esté cocido, licúa los calabacines y el tofu, añade las semillas y las zanahorias en rodajas finas.

Puedes añadir 20g de pan integral o 120g de vino 1C.

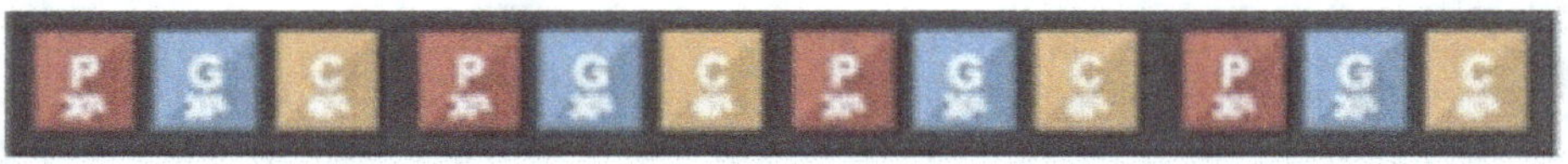

4 BLOQUES COMPLETOS

PARA VEGETARIANOS

tortilla con calabacines

Tortilla al horno compuesta por 2 huevos enteros 2P + 2G + 2 claras de huevo 1P + 20 g de parmesano rallado 1P + 1G con 320 g de calabacines y 250 g de rábanos 1C.

Sazonar las verduras con 3g de 1G de aceite de oliva.

Además½ la fruta que consta de 260g de albaricoques

2C.

Queda disponible una copa de vino 1C de 120 g.

El vinagre o el limón se pueden usar como condimento para las verduras.

lenguado y acelgas

160 g de lenguado a la plancha 4P + 320 g de acelgas 1C aliñado con 1 cucharada de aceite de oliva 9g 3G y 6 aceitunas verdes en escabeche 1G (valor real) + 20g de pan integral 1C + 180g de manzanas 2C.

escamas de queso con tomate

280g de escamas de queso bajo en grasas 4P + 2G + 300g de tomates para ensalada 1C + ensalada gratis no contada + 1 copa de vino 120g 1C + 20 g de pan integral 1C.

Sazone las verduras con 6 g de aceite de oliva 2 G + 1 kiwi 100 g 1C.

pescado y avena

40g de avena en granos cocidos como el arroz 2C + 160g de anchoa o filete de caballa 4P + ensalada y achicoria a voluntad (no contados) + 20g de pan integral 1C.

Sazonar y cocinar con un total de 9g de aceite de oliva 3G y 6g de mayonesa light 1G, 100g de cerezas o 50g de mandarinas 1C.

pulpo y patatas

260g de pulpo 4P en ensalada con perejil picado y ajo (no contados) + 100g de patatas para poner en ensalada con pulpo 2C junto con 6 aceitunas verdes en escabeche 1G (valor real).

Rocíe con 9 g de aceite de oliva o 18 g de mayonesa ligera 3G. 1 copa de vino 1C + 100g de cerezas o 50 de mandarinas 1C.

PARA VEGETARIANOS Y VEGANOS

estofado de tempeh con verduras

180g de tempeh en trocitos (hervidos y remojados en agua) 4P + 4G + 160g de cebolla 1C + 150g de puré de tomate 1/2C + 320g de calabacín 1/2C + 350g de berenjena 1C + salsa de soja al gusto sin contar.

Sofreír la cebolla mezclando salsa de soja y aceite y el guiso hervido y luego las verduras cubriéndolas con agua.

Hacia el final de la cocción, agregue el puré de tomate.

Añadir 1 copa de vino 120g 1C

berenjenas a la parmesana

700 gr 2C berenjenas cortadas en rodajas de un centímetro y doradas en sartén antiadherente + 600 gr puré de tomate 2C con orégano + gr. 87 mozzarella light (max grasa 9%) 2,5P + 2,5G + 30 gr de parmesano 1,5P + 1,5G + unas hojas de albahaca.

Coloque capas alternas de berenjena y caciotta en la passata , espolvoree con queso parmesano y gratine a 200 grados.

zanahorias en crema de calabacín con tofu

180g de zanahorias 1,5C + 960g de calabacines (cocidos hasta que estén tiernos) 1,5C + 130g de tofu 4P + 6G. (el aporte de grasas es algo desequilibrado pero en ocasiones aceptable al ser grasas vegetales), 1 cucharadita de semillas de sésamo sin contar.

A mitad de cocción de los calabacines , añadir el tofu y tostar las semillas de sésamo en una sartén antiadherente.

Cuando esté cocido, licúa los calabacines y el tofu, añade las semillas y las zanahorias en rodajas finas. Puedes añadir 20g de pan integral o 120g de vino 1C.

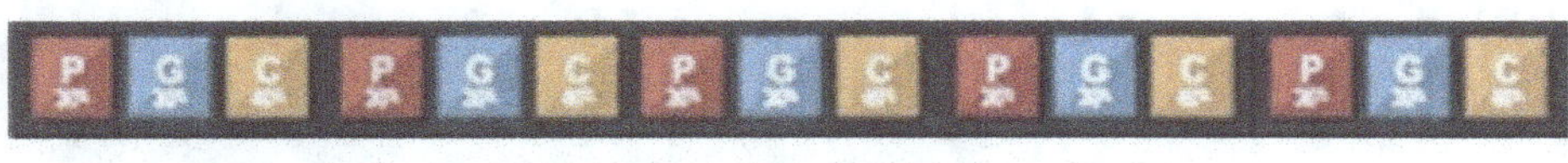

5 BLOQUES COMPLETOS

PARA VEGETARIANOS

atún y judías verdes

150 g de atún en aceite escurrido 4 P + 2 G + 40 g de pan integral 2C + 210 g de alubias escurridas 3C con un poco de cebolla cortada muy fina - no contada - + 6 g de aceite de oliva 2 Ge 6g de mayonesa ligera

tortilla con calabacines

tortilla al horno compuesta por 2 huevos 2P + 2G + 2 claras de huevo 1P + 20 g de queso parmesano rallado 1P + 1G + 30 g de jamón cocido desgrasado en dados 1P con 320 g de calabacín y 250 g de rábanos 1C.

Sazonar las verduras con 6g de aceite de oliva 2G.

Añadir fruta, eso es, 260g de albaricoques 2C. Hay disponible una copa de 120 g de vino 1C y 20 g de pan integral 1C.

El vinagre o el limón se pueden usar como condimento para las verduras.

lenguado y acelgas

200 g de lenguado a la plancha 5P + 320 g de acelgas 1C aliñado con 1 cucharada de aceite de oliva 9g 3G, 3 aceitunas 1G y 6g de mayonesa light 1G + 20g de pan integral 1C + 180g de manzanas 2C. 1 copa de vino 120g

1 C

escamas de queso con tomate

350g de escamas de queso magro 5P + 300g de tomate de ensalada 1C + ensalada gratis no contada + 1 copa de vino 120g 1C + 20g de pan integral 1C.

Sazonar las verduras con 6 g de aceite de oliva 2 G + 9 aceitunas picadas 3G + 2 kiwis 200g 2C

berenjenas con parmesano

875g berenjenas 2,5C cortadas en rodajas de un centímetro y doradas en sartén antiadherente + 750 gr puré de tomate 2,5C con orégano + 120 gr caciottina fresca 3P + 40 gr parmesano 2P + 2G + 9 gr de 3G aceite + unas hojas de albahaca.

Coloca capas alternas de berenjena y caciotta en el puré, espolvorea con queso parmesano y gratina a 200 grados.

PARA VEGETARIANOS Y VEGANOS

estofado de tempeh con verduras

225g de tempeh en trocitos (hervidos y remojados en agua) 5P + 5G + 160g de cebolla 1C + 150g de puré de tomate 1/2C + 320g de calabacines 1/2C + 350g de berenjena 1C + salsa de soja al gusto sin contar. 20g de pan integral 1C.

Sofreír la cebolla mezclando salsa de soja y aceite y el guiso hervido y luego las verduras cubriéndolas con agua.

Hacia el final de la cocción, agregue el puré de tomate.

Añadir 1 copa de vino 120g 1C

zanahorias en crema de calabacín con tofu

240g zanahorias 2C + 1280g calabacines (cocidos hasta que estén tiernos) 2C + 160g tofu 5P + 7,5G. (el aporte de grasas es algo desequilibrado pero en ocasiones es aceptable al tratarse de grasas vegetales), 2 cucharaditas de semillas de sésamo sin contar.

A mitad de cocción de los calabacines , añadir el tofu y tostar las semillas de sésamo en una sartén antiadherente.

Cuando esté cocido, licúa los calabacines y el tofu, añade las semillas y las zanahorias en rodajas finas.

Puedes añadir 20g de pan integral o 120g de vino 1C.

ANTIOXIDANTES

Una característica de la dieta vegetariana y vegana, aunque también recomendada por la dieta de la Zona, es el gran uso de frutas y verduras como carbohidratos, ciertamente preferibles al pan, la pasta y los postres.

Una de las consecuencias de este estilo de alimentación es el hecho de tomar una gran cantidad de **antioxidantes.**

Veamos de qué se trata.

Si quieres llenarte de **Antioxidantes**, elementos absolutamente preciados e indispensables para nuestra salud, es fundamental consumir frutas y verduras de los **5 colores**, es decir, ese conjunto de alimentos que hacen que tengamos a nuestra disposición todo tipo de Antioxidantes, sin tener cualquier deficiencia.

Para cada color enumerado he explicado cuáles son los posibles beneficios para su salud, beneficios que son bien conocidos en base a rigurosos estudios científicos.

¿Cuáles son los beneficios?

Comer 5 raciones diarias de frutas y verduras frescas en 5 colores diferentes ayuda a mantenerse en forma y reduce en un tercio el riesgo de desarrollar algunas enfermedades graves.

¿Porque?

Porque los colores de la dieta representan una importante fuente de bienestar para nuestra salud, contribuyendo al buen funcionamiento del cuerpo humano.

Los diversos colores en realidad representan diferentes tipos de antioxidantes.

ROJO.

Las verduras y frutas rojas destacan, en primer lugar, por sus **importantes propiedades antioxidantes y por su capacidad para prevenir tumores y enfermedades cardiovasculares, protegiendo también el tejido epitelial**.

El tomate y sus derivados son la principal fuente dietética de **Licopeno** .

Aquí el licopeno representa hasta el 60% del contenido total de carotenoides .

El contenido de **licopeno** está influenciado por el nivel de madurez.

En tomates rojos y maduros hay 50 mg/kg de **Licopeno**, concentración que baja a 5 mg/kg en las variedades amarillas.

Otras fuentes naturales de **licopeno** son los melones, las guayabas y los pomelos rosados.

La concentración de **licopeno** en el suero humano depende de la ingesta prolongada de estos alimentos.

La **biodisponibilidad** del compuesto parece ser mayor en los productos tratados térmicamente, como las salsas de tomate, que en los productos crudos.

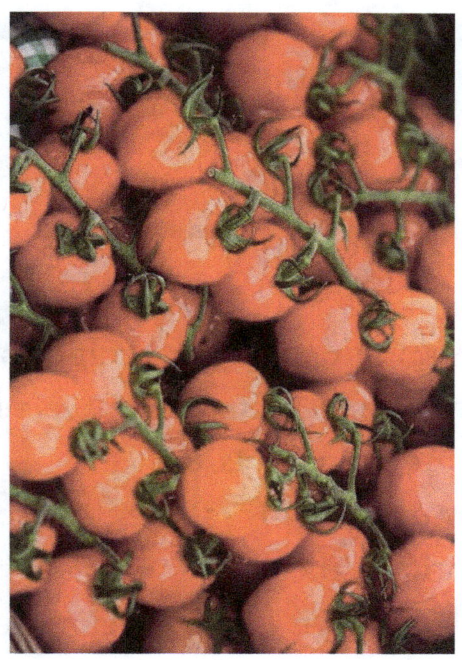

El **licopeno**, al igual que otros **Carotenoides**, tiene **actividades de prevención del cáncer.**

Varios estudios atribuyen al licopeno la capacidad de reducir el riesgo de cáncer de próstata en humanos y la capacidad de suprimir el crecimiento de células de cáncer de mama.

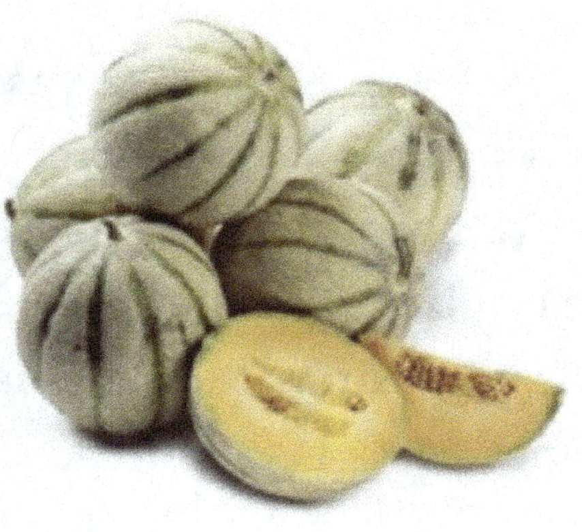

El **licopeno**, contenido principalmente en los tomates y la sandía, **combate el cáncer de mama y de ovario** en las mujeres y el **cáncer de próstata** en los hombres.

Las **Antocianinas y los Carotenoides** , de los que son

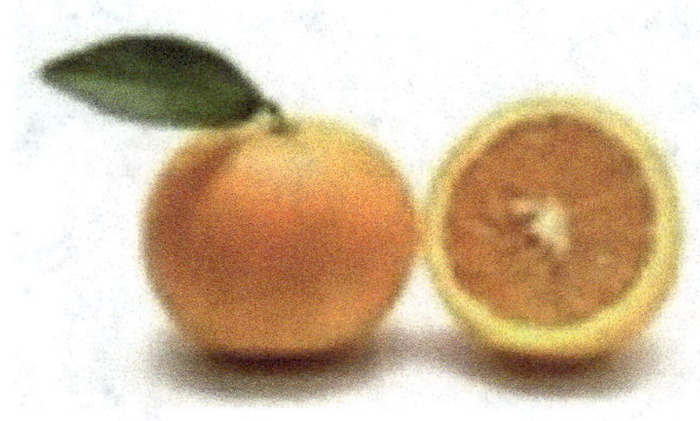

especialmente ricas las naranjas sanguinas, las fresas y las cerezas, son un excelente **coadyuvante en el tratamiento de enfermedades de los vasos sanguíneos y/o fragilidad capilar, previenen la aterosclerosis por niveles elevados de colesterol y mejoran la visión.**

Además, los alimentos rojos son los más ricos en **vitamina C**.

Favorecen la producción de colágeno, mantienen intactos los vasos sanguíneos, estimulan el sistema inmunológico y la cicatrización de heridas.

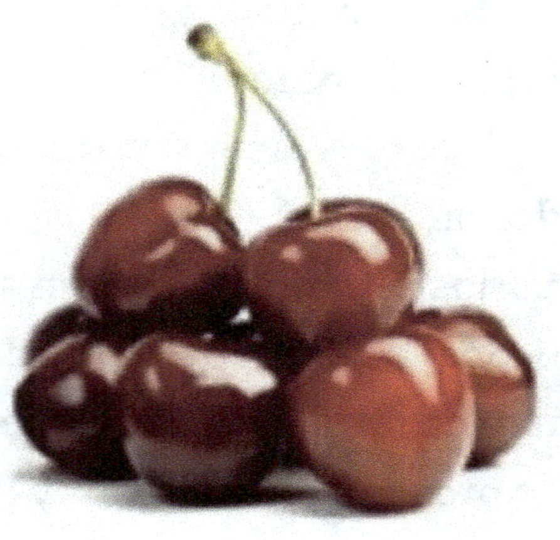

La **vitamina C** es también una de las principales responsables de la buena absorción del hierro contenido en frutas y verduras.

AMARILLO NARANJA.

Al igual que los alimentos rojos, las frutas y verduras de color amarillo anaranjado ayudan a prevenir el cáncer, las enfermedades cardiovasculares y el envejecimiento celular, además de mejorar la visión.

Los **Flavonoides** son el secreto de estos efectos.

Estas sustancias, de hecho, actúan principalmente a nivel gastrointestinal, neutralizando la formación de radicales libres.

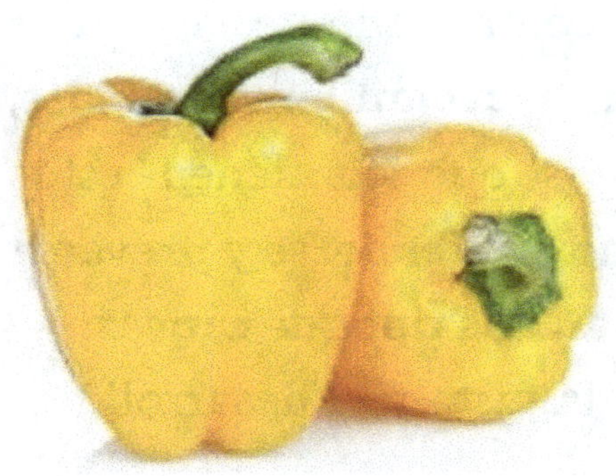

El alto contenido en betacaroteno también protege al organismo de los daños causados por la presencia de radicales libres: además, se absorbe con las grasas sin riesgo de sobredosis, como puede ocurrir por el uso excesivo de suplementos dietéticos.

El **Betacaroteno** también tiene una poderosa acción provitamina y antioxidante y es un precursor de la **vitamina A**, que es importante para el crecimiento, la reproducción, el mantenimiento de los tejidos y las funciones inmunitarias.

Los pimientos, limones y naranjas, son particularmente ricos en **vitamina C** y tienen una alta función antioxidante y contribuyen a la producción de colágeno.

Finalmente, las **Antocianinas** contenidas en estos

alimentos (especialmente las naranjas) tienen una **acción antiinflamatoria, antitumoral y anticoagulante.**

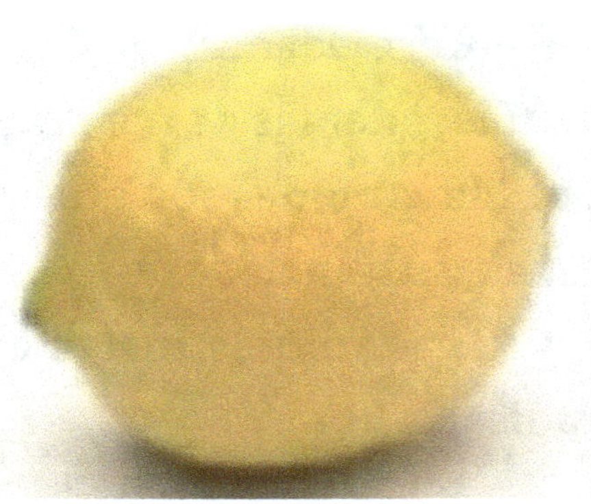

VERDE.

La **Clorofila,** responsable del color verde de las frutas y verduras, tiene una potente **acción antioxidante,** mientras que los carotenoides que contienen estos alimentos ayudan al organismo a **defenderse y prevenir enfermedades coronarias y muchos tipos de cáncer.**

Además, son responsables de la vista y el desarrollo de las células epiteliales.

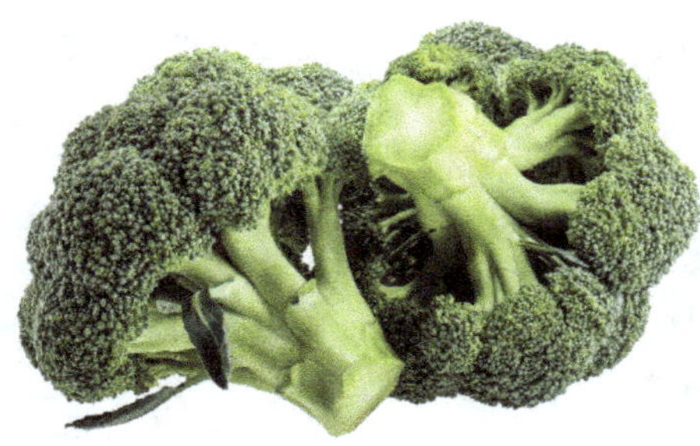

stos alimentos son particularmente ricos en **Magnesio,** un mineral muy importante.

El **Magnesio** favorece el metabolismo de los hidratos de carbono y las proteínas, estimula la absorción de **calcio, fósforo, sodio y potasio,** regula la presión de los vasos sanguíneos y la transmisión de los impulsos nerviosos.

Las verduras de hoja verde son una gran fuente de **ácido**

fólico (y folato), útil como herramienta preventiva contra la aterosclerosis y, en el caso de los recién nacidos, **el riesgo de cierre incompleto del canal vertebral durante el embarazo.**

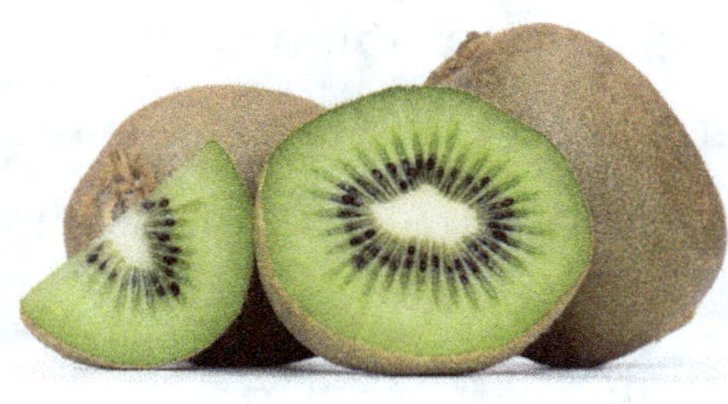

El brócoli, el perejil, las espinacas y el kiwi son muy ricos en **vitamina C**.

Favorecen, por tanto, la absorción del hierro contenido en frutas y verduras, tienen propiedades antioxidantes y ayudan a prevenir enfermedades cardiovasculares, neurológicas y cancerosas.

VIOLETA AZUL.

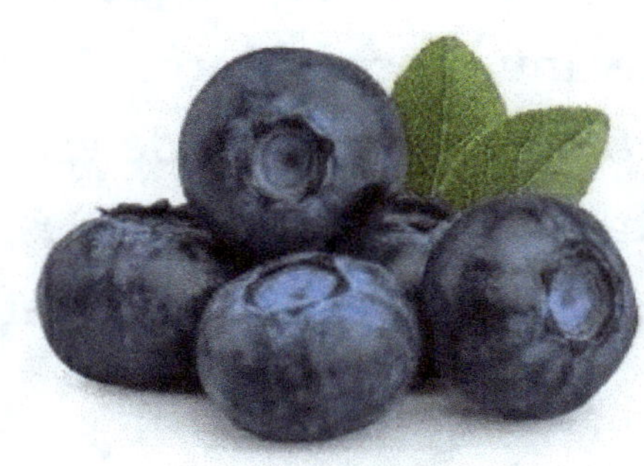

Los alimentos azul-violeta, además de proteger la vista (especialmente los arándanos) y prevenir tumores y enfermedades cardiovasculares, contribuyen a una correcta función urinaria (especialmente las bayas).

Una importante acción antioxidante la llevan a cabo las **Antocianinas** , que defienden al organismo de patologías debidas a la mala circulación sanguínea, protegiendo los capilares; previenen la aterosclerosis causada por niveles altos de colesterol e inhiben la agregación plaquetaria.

Las grosellas y la achicoria, además de las propiedades antioxidantes debidas a la presencia de **vitamina C,** intervienen en la formación de carnitina y colágeno.

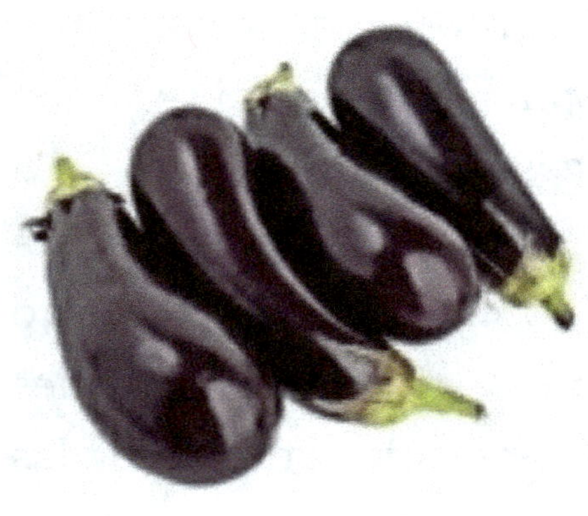

Radicchio también contiene betacaroteno precursor de la vitamina A y, además de higos, grosellas, moras y ciruelas, potasio, que protege el tejido óseo y combate las **enfermedades cardiovasculares y la hipertensión.**

Las berenjenas, por el contrario, son ricas en **Magnesio**, con la ventaja adicional de tener muy pocas calorías.

Por último, tanto las frutas como las verduras de este color son ricas en fibras y también en carotenoides, activos contra las enfermedades neurodegenerativas y el envejecimiento cutáneo.

BLANCO.

Las frutas y verduras de color blanco fortalecen el tejido óseo y los pulmones.

La **Quercetina** contenida en estos alimentos es un poderoso antioxidante que defiende al organismo del

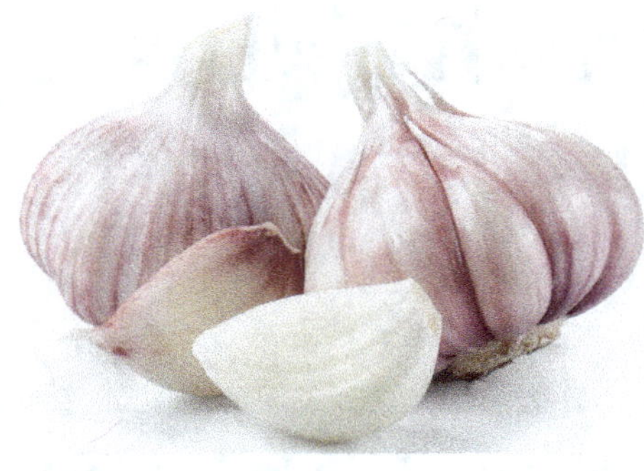

envejecimiento celular.

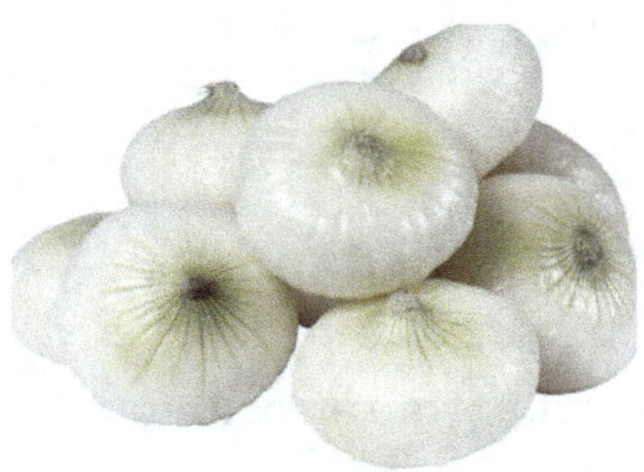

riesgo de cáncer.

Ricas en vitaminas, fibras, potasio y otras sales minerales, también contienen **Isotiocianatos** , una excelente herramienta de prevención contra el

Ajo, la cebolla y los puerros también contienen sulfuro de alilo , que hace que la sangre sea más fluida y menos propensa a la formación de trombos.

El **selenio** (que se encuentra principalmente en los hongos) ayuda a prevenir la hipertensión.

Y luego, además de hacerlo bien, el conjunto de estos colores naturales es un placer verlos, al menos esa es mi opinión personal.

para saber más: **Antioxidantes**

BROTES DE BAMBÚ. ¡UN ALIMENTO IMPORTANTE!

En este artículo resumo el valor desde el punto de vista alimentario y dietético, pero también los posibles beneficios para la salud relacionados con el consumo de bambú, un alimento emergente, basado en rigurosos estudios científicos.

Cuáles son los beneficios de los brotes.

Los primeros registros escritos de los beneficios de consumir brotes de bambú se encuentran en la literatura china de la dinastía Tang (618-907 d. C.) y otros escritos datan de la dinastía Ming (1368-1644 d. C.).

Los beneficios para la salud de los brotes de esta planta van desde la pérdida de peso hasta el control del colesterol, desde el fortalecimiento de las defensas inmunitarias con posibles propiedades anticancerígenas, hasta sus propiedades antiinflamatorias, como veremos a continuación.

Brotes de bambú. ¿Cuáles son?

Son grandes chorros que salen del suelo junto a la planta.

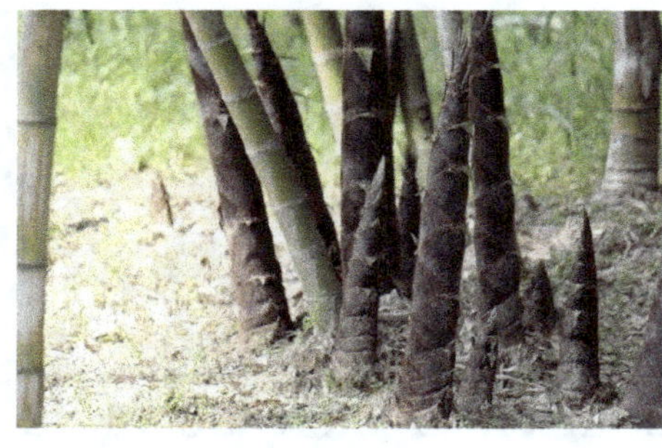

Las especies de bambú son muchas y tienen brotes comestibles En este texto nos referimos a los Phyllostachis edulis , conocida como Bambú Gigante o Moso , la especie de Bambú de más rápido crecimiento, ¡tanto que se documentan estiramientos de 1 metro por día!

¿Para qué se usa esto? Cada parte del Bambú se utiliza para los usos más variados que van desde la construcción de instrumentos musicales hasta bicicletas, desde la construcción de muebles hasta la de pisos, pero también para la

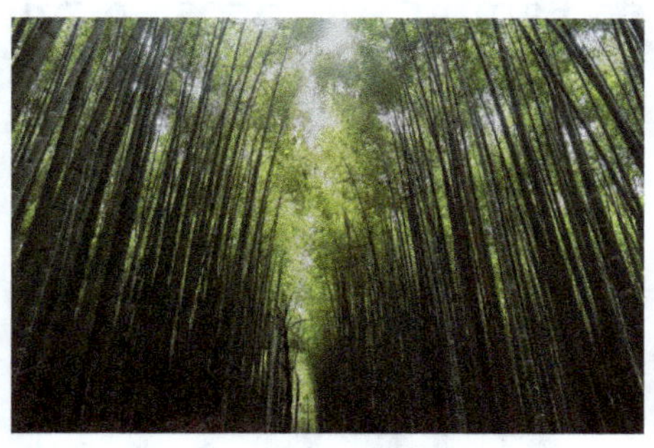

producción de hilos y accesorios para prendas de vestir hasta la producción de papel o uso en la construcción para la construcción de andamios o edificios reales.

Una gran empresa italiana del sector ha comenzado a producir cepillos de dientes y otros objetos ya no en plástico sino en Bambú.

Aquí, sin embargo, nos ocupamos del uso del bambú con

fines alimentarios y terapéuticos.

¿Qué comemos de los brotes de bambú?

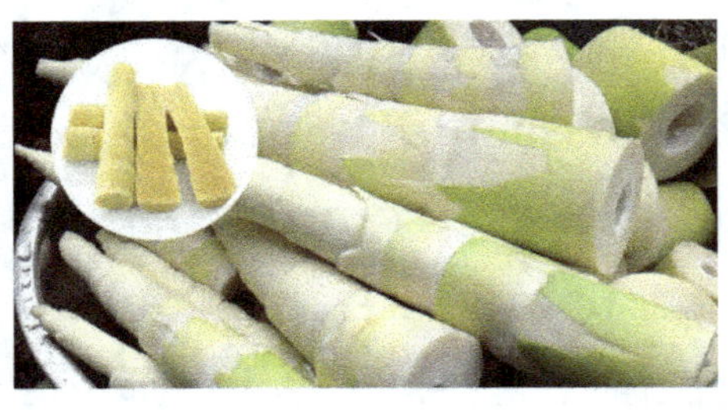

En los países occidentales, en este momento, los brotes están en el mercado tanto enlatados como frescos.

Los frescos pueden durar hasta 2 semanas en el frigorífico aunque, como ocurre con todas las verduras, es bueno consumirlos lo antes posible después de hervirlos en agua de todos modos.

AZÚCAR Y FIBRA EN BROTES DE BAMBÚ .

Basados en muchos estudios (1) sabemos que los brotes de Bambú son ricos en muchos nutrientes y su interés como alimento varía en varios sectores.

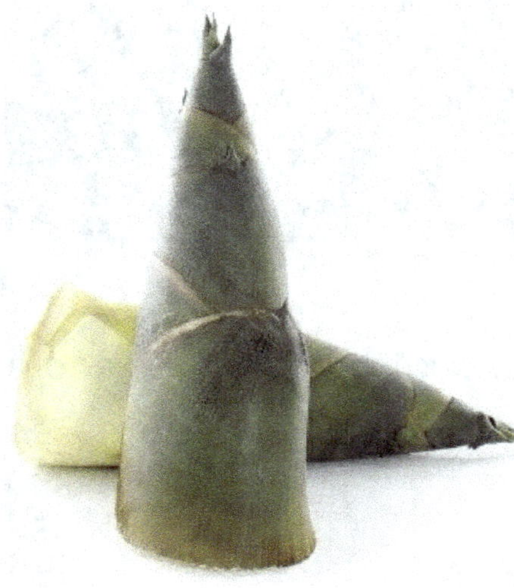

Tienen un bajo aporte calórico, ya que 100 g de Bambú aportan unas 20 K.cal., por tanto similar al de los calabacines , champiñones frescos, acelgas, etc.

Los Carbohidratos en 100 g son 5,2 g. de los cuales, sin embargo, 2,2 g son Fibras y, por lo tanto, irrelevantes desde el punto de vista glucémico.

Desde el punto de vista de la dieta de la Zona, por lo tanto, necesitas 300 g. de brotes para un mini bloque de C, aunque el Bambú también contiene otros nutrientes.

Es por tanto el alimento adecuado para quienes siguen una dieta de adelgazamiento o en todo caso una dieta de baja carga glucémica como en el caso de la diabetes.

Esto significa que también podemos darnos un atracón de bambú sin correr el riesgo de aumentar de peso o, en cualquier caso, de subir el azúcar en la sangre.

Ante el bajo contenido en azúcar, los germinados tienen un contenido regular en fibra lo que lo convierte en un buen prebiótico y por tanto en un excelente alimento para una buena digestión y para la prevención de algunos tipos de cáncer.

¿Cuál es el contenido de grasa y proteína de los brotes de bambú?

El contenido de grasa es extremadamente bajo, igual a solo 0,3 g por 100 g.

Entonces, desde el punto de vista de la dieta de la Zona, también podemos ignorar las grasas.

Cabe señalar, sin embargo, que aproximadamente la mitad de las grasas bajas contenidas son Mono y sobre todo grasas Poliinsaturadas, por lo tanto, grasas buenas y útiles para el cuerpo.

Una de estas grasas es el **ácido linoleico**, útil para reducir el colesterol total.

El contenido en proteína es especialmente interesante ya que 100g de germinados contienen 2,6g de proteína, casi el doble, para el mismo peso, que el calabacín, por poner solo un ejemplo.

Así que, desde el punto de vista de la Zona, sirven casi 300g. de brote para un minibloque de P.

USAR EL BAMBÚ EN LA DIETA DE LA ZONA.

Si tenemos en cuenta que los hidratos de carbono activos glucémicos son 3g, vemos que el ratio Proteína/ Carbohidrato (P/C) 2,6/3 = 0,87, por tanto superior al ratio de 0,7 exigido por la Dieta de la Zona.

¿Cómo puede ser útil el bambú para vegetarianos y veganos?

Esto hace que el Bambú sea un alimento excelente no solo para aquellos que siguen esta dieta, sino mucho más en general para los vegetarianos y especialmente para los veganos.

En particular, los veganos, de hecho, obtienen las proteínas necesarias principalmente de las legumbres (incluso la soja y el lupino son, de hecho, legumbres).

Esto hace que la diversificación de las fuentes de proteínas sea bastante limitada.

Introducir los germinados en una **dieta vegana** permite ampliar el espectro de alimentos que contienen fuentes proteicas, haciendo que esta dieta sea más variada y agradable.

Sin embargo, el uso de brotes de bambú también es útil para quienes consumen proteínas de origen animal, ya que permite reducir el uso de estos alimentos.

¿Cuál es el valor de las proteínas, vitaminas y minerales del Bambú?

Desde el punto de vista del contenido en aminoácidos de las proteínas contenidas en los germinados, cabe destacar la presencia de todos los aminoácidos esenciales.

También cabe destacar el buen contenido (2) en **Vitaminas y Minerales**.

Los brotes contienen **vitamina A, B6, E, tiamina, riboflavina, niacina, ácido fólico y ácido pantoténico.**

Entre los minerales encontramos **Calcio, Magnesio, Fósforo, Potasio, Sodio, Zinc, Cobre, Manganeso, Selenio y Hierro.**

Todos estos componentes lo convierten en un alimento nutricionalmente muy interesante para todos.

BIBLIOGRAFÍA

1) Chongtham N., Singh Bisht M., Haorongbam S. (2011). Propiedades nutricionales de los brotes de bambú: potencial y perspectivas de uso como

alimento saludable . Reseñas completas en ciencia alimentaria y seguridad alimentaria, volumen 10, número 3, mayo, 153–168

2) Singhal P., Bal LM, Satya S., Sudhakar P., Naik SN (2013). Brotes de bambú: una fuente novedosa de nutrición y medicina. Crit Rev Food Sci Nutrición _ 2013; 53 (5): 517-34.

¿Son útiles los brotes de bambú para aquellos que quieren perder peso?

Podemos decir con confianza que estos brotes son muy útiles para aquellos que quieren perder peso.

Esto se entiende fácilmente por el bajo aporte calórico (alrededor de 20 por 100gr de brotes).

Parte de los pocos azúcares contenidos (5,2%) están representados por fibras (2,2%), por lo tanto inertes desde el punto de vista glucémico pero útiles tanto para proporcionar una sensación de saciedad como para frenar el impacto de otros carbohidratos en el azúcar en sangre. posiblemente consumidos juntos.

Además de esto, los germinados también contienen proteínas (2,6%) en una proporción ideal con los carbohidratos.

Por ello, los brotes de bambú deben ser un alimento siempre presente en las dietas, tanto a la hora de mantenimiento como para adelgazar rápidamente.

BROTES DE BAMBÚ: USO IMPORTANTE EN FITOTERAPIA.

Además del perfil estrictamente nutricional, Bamboo encuentra aplicación e indicaciones en el tratamiento de numerosos problemas de salud.

Me limitaré aquí a enumerar algunas aplicaciones de la Fitoterapia con Bambú.

BAMBÚ PARA LA SALUD DEL SISTEMA CARDIOVASCULAR.

Diversos estudios (1) han demostrado cómo los fitoesteroles y fitonutrientes contenidos en estos germinados son capaces de disolver el colesterol LDL (colesterol malo) del organismo, ayudando a mantener las arterias libres de placas (2).

El bambú contiene una flavona , la oriente, un compuesto que protege el corazón y el sistema cardiovascular.

El alto contenido de potasio (K) 533 mg por 100 g, es útil en la reducción de la presión.

Bambú para reducir el colesterol malo.

Los germinados (2) son útiles para reducir los niveles de colesterol LDL.

Esto se debe a que estabilizan los niveles de azúcar en la sangre, gracias al bajo contenido de azúcar y también al bajo contenido de grasa.

BAMBÚ PARA PREVENIR EL CÁNCER.

La investigación (1) ya citada también destaca cómo los altos contenidos en Fitoesteroles así como Flavonas, Amilasa y Clorofila tienen propiedades en el control de mutaciones y antitumorales , ej . en el cáncer de mama (3).

Los estudios in vitro (4) sugieren que los extractos acuosos de brotes de bambú pueden ser efectivos contra la leucemia linfoblástica.

FORTALECIMIENTO DE LAS DEFENSAS INMUNITARIAS.

El alto contenido en vitaminas, sales minerales, antioxidantes, es ideal para fortalecer el sistema inmunológico (5).

ÚTIL COMO ANTIINFLAMATORIO.

Un estudio (6) demostró que los brotes de bambú tienen propiedades antiinflamatorias y antiulcerosas. Esto también los hace útiles para tratamientos a largo plazo contra la inflamación crónica como el dolor articular y la artritis reumatoide, gracias a la presencia de una combinación de extracto de metanol y fenilbutazona , agentes antiinflamatorios no esteroideos.

PROTECCIÓN DEL CEREBRO Y DEL SISTEMA NERVIOSO.

El bambú protege contra el estrés oxidativo, ayudando así contra enfermedades neurodegenerativas como el Alzheimer, el Parkinson o el Huntington así como contra el glaucoma.

Diversos estudios, nos limitamos a mencionar uno (7), sugieren que los germinados contienen un Lignofenol (Lig-8) que protege del daño neuronal por estrés oxidativo.

Otro estudio (8) muestra los efectos inhibitorios del bambú sobre la secreción de **péptidos β- amiloides** , responsables del desarrollo de la enfermedad de Alzheimer, lo que lleva a la perspectiva de su uso con fines protectores en los ancianos.

Otro estudio (9) destaca cómo los brotes de bambú tienen efectos antiapoptóticos y, por lo tanto, pueden ser útiles como suplementos en el tratamiento de la isquemia y el daño cerebral relacionado.

ÚTIL COMO ANTIALE'RGICO .

Los brotes de bambú tienen una acción antialérgica y son muy utilizados en el tratamiento de trastornos como el asma alérgica ya que, como ha demostrado un estudio (10), reducen la inflamación de las vías respiratorias.

Se puede preparar una decocción de brotes hirviéndolos dos veces.

La primera vez durante 5 minutos, seguida de un segundo hervor durante 10 minutos.

Si lo desea, puede agregar miel para un mejor efecto

ÚTIL EN QUIMIOTERAPIA.

Como muestra un estudio (11), el concentrado de bambú mejora la biodisponibilidad y tiene efectos sinérgicos con un fármaco utilizado en quimioterapia, el paclitaxel.

Un estudio (12) ha demostrado que los extractos de hojas de bambú tienen la capacidad de modificar o regular una o más funciones inmunitarias que inhiben el crecimiento tumoral.

Otro estudio (13) sugiere que los extractos de hojas de bambú son capaces de fortalecer la respuesta inmune y tener un efecto eliminador, es decir, un eliminador, contra los radicales libres y que pueden suprimir significativamente el impacto y el crecimiento tumoral, así como prolongar la supervivencia.

ÚTIL EN DERMATITIS ATÓPICA .

En un estudio (14), se demostró que el bambú es eficaz como posible agente terapéutico para suprimir las lesiones cutáneas debidas a la dermatitis atópica.

Ganando la fatiga incluso en el deporte.

Los brotes, gracias a un triterpenoide contenido, tienen un efecto antifatiga (15) que ayuda a mantenerse activo incluso después de actividades físicas intensas como levantar pesas, nadar o escalar.

CONTRARRESTAR LA DIABETES.

Se ha demostrado que los brotes son efectivos (16) para reducir los niveles de glucosa en sangre crónicamente altos.

Otro estudio (17) indica que los extractos de bambú son útiles para prevenir la lipotoxicidad asociada con la diabetes tipo 2.

La lipotoxicidad ocurre cuando las células se sobrealimentan, lo que resulta en la acumulación de grasa alrededor de los riñones, el hígado, el corazón y los músculos esqueléticos.

La lipotoxicidad también juega un papel en los ataques cardíacos, la obesidad y la diabetes.

En estas situaciones, los extractos de bambú ayudan en la desintoxicación.

AYUDA EN TRASTORNOS INTESTINALES.

Los germinados son útiles en los trastornos intestinales gracias a su abundante contenido en fibra.

La medicina herbal de bambú también se usa tradicionalmente para algunos trastornos intestinales, incluido el tratamiento de parásitos intestinales.

Y luego, si puedo expresar una opinión personal, ¡son realmente buenos!

Para saber más sobre la Fitoterapia con Bambú:

"Nutritional Properties of Bamboo Shoots: Potential and Prospects for Utilization as a Health Food"

BIBLIOGRAFIA

1) Peiying H.,Youming X.(2004).Advances in Studying on Physiological Activity and Curative Effect of Bamboo Derivatives.World Forestry Research,03.

2) Park E-J.,Jhon D-J.(2009).Effects of bamboo shoot consumption on lipid profiles and bowel function in healthy young women. Nutrition, July–August,Volume 25, Issues 7-8, Pages 723–728

3) Lin Y.,Collier A.C.,Liu W., Berry M.J., Panee J.(2008).The inhibitory effect of bamboo extract on the development of 7,12-dimethylbenz[a]anthracene (DMBA)-induced breast cancer. 4) Ando H., et al.(2004). Hot-compressed-water decomposed products from bamboo manifest a selective cytotoxicity against acute lymphoblastic leukemia cells. Toxicol In Vitro. Dec;18(6):765-71.

5) Seki T., Maeda H.(2010).Cancer preventive effect of Kumaizasa bamboo leaf extracts administered prior to carcinogenesis or cancer inoculation. Anticancer Res. 2010 Jan;30(1):111-8.

6) Muniappan M.,Sundararaj T.(2003).Antiinflammatory and antiulcer activities of Bambusa arundinacea.J Ethnopharmacol. 2003 Oct;88(2-3):161-7.

7) Ito Y., et al.(2006).Lig-8, a bioactive lignophenol derivative from bamboo lignin, protects against neuronal damage in vitro and in vivo. J Pharmacol Sci. Oct;102(2):196-204.Epub 2006 Oct 7.

8) Jeong J.C.,et al.(2003).Inhibitory effects of Bombusae concretio Salicea on neuronal secretion of Alzheimer's beta-amyloid peptides, a neurodegenerative peptide. Neurochem Res. Dec;28 (12):1785-92.

9) Hong E.J.,et al.,(2010).Protective effects of the pyrolyzates derived from bamboo against neuronal damage and hematoaggregation. J

Ethnopharmacol.Apr 21;128(3):594-9. doi: 10.1016/j.jep.2010.01.045. Epub 2010 Feb 1.

10) Ra J., Lee S, Kim HJ, Jang YP, Ahn H, Kim J. Bambusae Caulis in Taeniam extract reduces ovalbumin-induced airway inflammation and T helper 2 responses in mice. J Ethnopharmacol. 2010 Mar 2;128(1):241-7. doi: 10.1016/j.jep.2010.01.023. Epub 2010 Jan 14. 11) Kang K.W., Choi J.S.(2005).Enhanced bioavailability of paclitaxel by bamboo concentrate administration.Arch Pharm Res. Apr;28(4):469-75.

12) Seki T., Kida K., Maeda H.(2010).Immunostimulation-Mediated Anti-tumor Activity of Bamboo (Sasa senanensis) Leaf Extracts Obtained Under 'Vigorous' Condition. Evid Based Complement Alternat Med. Dec;7(4):447-57. doi: 10.1093/ecam/nen026. Epub 2008 May 7.

13) Seki T.,Maeda H.(2010) Cancer preventive effect of Kumaizasa bamboo leaf extracts administered prior to carcinogenesis or cancer inoculation. Anticancer Res.Jan;30(1):111-8.

14) Qi X.F., et al.(2009).Effects of Bambusae caulis in Liquamen on the development of atopic dermatitis-like skin lesions in hairless mice. Ethnopharmacol. Jun 22;123(2):195-200. doi: 10.1016/j.jep.2009.03.020. Epub 2009 Mar 26.

15) Yu Zhang,et al. Anti-fatigue activity of a triterpenoid-rich extract from Chinese bamboo shavings (Caulis bamfusae in taeniam) Phytotherapy Research Volume 20, Issue 10.October 2006.Pages 872–876

16) Choi Y.J.,et al.(2008). Blockade of chronic high glucose-induced endothelial apoptosis by Sasa borealis bamboo extract. Exp Biol Med (Maywood).May;233(5):580-91. doi: 10.3181/0707-RM-205. Epub 2008 Mar 28.

17) Panee J.,et al.(2008). A novel function of bamboo extract in relieving lipotoxicity.Phytother Res.May;22(5):675-80. doi: 10.1002/ptr.2395.

18) Chongtham N.,Singh Bisht M.,Haorongbam S.(2011).Nutritional Properties of Bamboo Shoots: Potential and Prospects for Utilization as a Health Food.Comprehensive Reviews in Food Science and Food Safety, Volume 10, Issue 3, May, 153–168

Concluyendo este libro, espero que los datos y novedades aportadas puedan ser de utilidad a quienes, además de seguir una dieta Vegetariana o Vegana, quieran llevar una dieta completamente equilibrada como la Zona.

Luego recuerdo otros recursos. https://dietazonaonline.com/corso-pratico-on-dieta-zone

sígueme en you tube https://www.youtube.com/watch?v=5C4NqWZnBkY

MIS LIBROS EN AMAZON

https://www.amazon.it/s?k=gabriele+buracchi%20

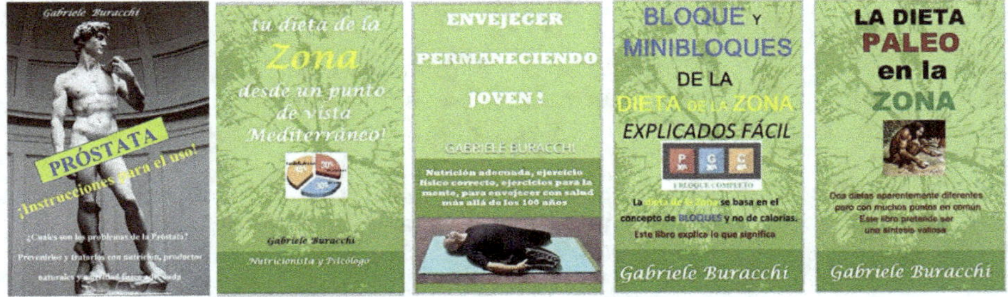

Mis libros en español-AMAZON